Wadah Mohamed Ali Khogali
Mohamed Elfadil M. Gar-elnabi

Desenvolvimento de um simulador de controlo de qualidade para câmara gama e SPECT

Wadah Mohamed Ali Khogali
Mohamed Elfadil M. Gar-elnabi

Desenvolvimento de um simulador de controlo de qualidade para câmara gama e SPECT

ScienciaScripts

Imprint

Any brand names and product names mentioned in this book are subject to trademark, brand or patent protection and are trademarks or registered trademarks of their respective holders. The use of brand names, product names, common names, trade names, product descriptions etc. even without a particular marking in this work is in no way to be construed to mean that such names may be regarded as unrestricted in respect of trademark and brand protection legislation and could thus be used by anyone.

Cover image: www.ingimage.com

This book is a translation from the original published under ISBN 978-3-330-34664-2.

Publisher:
Sciencia Scripts
is a trademark of
Dodo Books Indian Ocean Ltd. and OmniScriptum S.R.L publishing group

120 High Road, East Finchley, London, N2 9ED, United Kingdom
Str. Armeneasca 28/1, office 1, Chisinau MD-2012, Republic of Moldova, Europe
Printed at: see last page
ISBN: 978-620-7-61590-2

Capítulo 1: Introdução

Os departamentos de imagiologia médica são complexos e oferecem uma variedade de serviços aos clientes que estão em constante mudança para satisfazer as necessidades dos doentes e dos médicos que servem. Num departamento de imagiologia médica típico, os serviços oferecidos incluem diagnóstico por imagem, TAC, RMN, ultra-sons e medicina nuclear. Desde 1958, o sistema de câmara gama de Anger foi introduzido no campo dos estudos de medicina nuclear (Anger H.O. 1958) e seguiu-se um desenvolvimento contínuo e, no início da década de 1970, foi inventada a modalidade conhecida como tomografia por emissão de positrões (PET), seguida, no final da década de 1970, de tomografia computorizada por emissão de fotões únicos (SPECT), através da qual se podiam adquirir imagens 3D de uma forma semelhante aos sistemas de tomografia computorizada CT (Youngho Seo. et.al. 2008). Esta técnica mede a coincidência dos dois fotões aniquilados que se seguem ao decaimento do positrão no órgão de interesse para diagnosticar evidências patológicas, por exemplo (estudos de demência e focos epilépticos) e na determinação da viabilidade do miocárdio. A técnica é também indicada no estudo de várias doenças malignas, incluindo o estadiamento, a resposta à terapêutica e o acompanhamento (Youngho Seo. et.al. 2008). O desenvolvimento da câmara gama SPECT tem sido acompanhado por um desenvolvimento regular no campo dos programas informáticos e das tecnologias de garantia de qualidade para otimizar o desempenho da SPECT e eliminar os erros, uma vez que a SPECT tem limitações bem reconhecidas na resolução espacial e na qualidade estatística (Cherry SR. ea.al. 2003, Jaszczak RJ 1980). Os parâmetros de desempenho mais frequentemente avaliados como parte de um programa de controlo da qualidade da câmara gama de rotina (QCP) incluem a uniformidade, a resolução espacial, a linearidade espacial e a resolução e pico de energia (Zanzonico, 2008). A medicina nuclear depende criticamente do desempenho exato e reprodutível da contagem de radionuclídeos clínicos e da instrumentação de imagiologia. O controlo da qualidade, que pode ser definido como um conjunto estabelecido de medições e análises contínuas destinadas a assegurar que o desempenho de um procedimento ou instrumento se encontra dentro de um intervalo aceitável predefinido, é, por conseguinte, uma componente crítica da prática de rotina da medicina nuclear (Lin.et.al. 1993, Graham LS et.al. 1995). Por isso, deve ser desenvolvido e seguido um programa de garantia da qualidade de rotina, no qual os testes são efectuados a intervalos regulares (Staden JA. et.al. 2007). Em geral, os fantomas utilizados para a garantia da qualidade podem ser dispendiosos e nem sempre facilmente acessíveis.

Além disso, devido ao facto de existirem diferentes configurações de câmaras e tamanhos de detectores, esses fantomas devem, em alguns casos, ser específicos para cada câmara. Por conseguinte, será muito vantajoso para os departamentos de medicina nuclear dispor de uma forma alternativa e mais barata de fabricar fantomas de acordo com as suas próprias necessidades (Staden

JA. et.al. 2007). Também em alguns procedimentos de GQ, como a linearidade espacial (intrínseca ou extrínseca e refere-se ao desvio máximo entre as coordenadas medidas X, Y em relação à coordenada da posição real), em que o fantoma é colocado diretamente sobre o detetor (sem ou com colimador) para obter uma imagem que, por sua vez, deve mostrar na inspeção visual que todas as barras são rectas (Zanzonico,2008), tendo em consideração o risco de quebra de cristais atingido com a remoção do colimador (teste intrínseco) ou o aparecimento de padrões de moiré devido à interação do padrão de barras ou furos e os septos de chumbo do colimador (teste extrínseco) (Bone FJ,1971). A linearidade do sistema é mais sensível à alteração do desempenho do PMT; felizmente, essa alteração também se manifesta como uma alteração da uniformidade do sistema. O fantoma de barras de 4 quadrantes é normalmente utilizado para medir a resolução do sistema, embora não seja ideal para medir a linearidade do sistema, tal como o padrão de orifícios ortogonais ou o fantoma de linhas paralelas com espaçamento igual, que também permitem avaliar tanto a linearidade como a resolução (Michael et.al, 2008). A uniformidade do campo de inundação (intrinsecamente sem colimador ou extrinsecamente com colimador) de uma câmara de cintilação é a capacidade de a câmara produzir uma imagem uniforme quando exposta a uma distribuição espacial homogénea de raios gama (Doed SB,1994, Smith EM.1998), esses parâmetros têm uma gama de validade, para a uniformidade diferencial e integral, que são (1,0-2,5%) e (1,5 - 3,5% ou 2 - 4%), respetivamente (Cherry SR. ea.al. 2003, John E. 2011), pelo que, quando a uniformidade diferencial for superior a 3%, deve ser efectuado o serviço de manutenção da câmara gama (Cherry SR. ea.al. 2003, Young KC.et.al 1990). Devido às potenciais limitações do fantoma de garantia de qualidade acima referidas, tornou-se inevitável a conceção de um fantoma específico. Na medicina nuclear, as anomalias e os artefactos da imagem Na medicina nuclear, as anomalias e os artefactos da imagem que afectam a qualidade das imagens são fenómenos bem conhecidos (Steven et.al,2006). Por conseguinte, é muito importante dispor de uma garantia de qualidade para as câmaras gama e SPECT, a fim de minimizar a ocorrência destas anomalias e artefactos. A National Electrical Manufacturers Association (NEMA) fez recomendações de controlo de qualidade de rotina para instrumentos de medicina nuclear (Ellinor et.al, 2010). Após a instalação e antes de a câmara ser colocada em utilização clínica, deve ser submetida a medições padrão de desempenho da National Electrical Manufacturers Association (NEMA) para verificar se a câmara funciona de acordo com as especificações fornecidas pelo fabricante e para estabelecer condições de base para todas as medições futuras. A publicação de normas NEMA (NU 1-2007) (NEMA, 2007) descreve como realizar o processo e o relatório dos testes de CQ para câmaras gama e SPECT (Ellinor et.al, 2010). Muitas vezes, com o apoio dos fabricantes, podem ser fornecidos todos os fantomas necessários e as aquisições podem ser efectuadas de acordo com as normas NEMA, mas a garantia de qualidade também exige um tratamento cuidadoso dos dados de CQ medidos. Para uma utilização óptima dos instrumentos de medicina nuclear para fins de diagnóstico, é essencial que seja efectuada uma avaliação de desempenho de rotina como parte de um programa contínuo de garantia de qualidade. A publicação da NEMA (NU 1-2001) (NEMA, 2001) é a norma básica recomendada para a avaliação do desempenho e para os testes de aceitação das câmaras de cintilação; no entanto, a metodologia e as directrizes descritas são mais complexas do que o necessário para a utilização de rotina por muitos departamentos de medicina nuclear. O ensaio de uniformidade de inundação intrínseca de uma câmara gama é uma medida da resposta da câmara gama a um fluxo uniforme de radiação proveniente de uma fonte pontual quando o colimador é removido ou um ensaio de uniformidade de inundação extrínseca que avalia a resposta da câmara e do colimador a um fluxo uniforme de radiação proveniente de um simulador de inundação de líquido de ^{99m}Tc, que é um dos principais ensaios realizados nas câmaras gama. Existem também dois parâmetros de uniformidade diferentes, normalmente medidos durante este ensaio: uniformidade integral e uniformidade diferencial. Estes parâmetros são calculados tanto para o campo de visão central (CFOV) como para o campo de visão útil (UFOV) da câmara gama. A uniformidade integral tem valores típicos de 2% a 4% (Ellinor et.al, 2010). Para a uniformidade diferencial, na maioria dos casos, obtém-se um valor inferior a 3% após a correção da uniformidade (O'Connor et.al, 1991). Quando o valor da uniformidade diferencial é superior a 3%, deve ser efectuado um serviço de manutenção na câmara gama (Young KC. Et.al, 1990). Valores de uniformidade diferencial na gama de 1,0% a 2,5% e valores de uniformidade integral na gama de 1,5% a 3,5%, quando a correção da uniformidade é aplicada, são uma indicação de que o sistema está a funcionar de forma óptima. Geralmente, entre 10 e 30 milhões de imagens de contagem de cheias são adequadas para a verificação da não uniformidade do sistema, para todos os estudos clínicos. A linearidade espacial é um dos parâmetros que influenciam a uniformidade do campo de inundação. No sistema ideal, uma fonte de raios gama em linha reta deve produzir uma linha reta na imagem. O protocolo NEMA para a medição da linearidade envolve a aquisição ao longo das direcções X e Y de uma imagem de um fantoma com várias fendas, o mesmo utilizado para a medição da resolução espacial, seguida de uma análise das posições de pico do espalhamento da linha (John et al, 2011) O desvio da posição do pico em relação à verdadeira localização do centro das fendas é uma medida do desvio da linearidade. Normalmente, a maioria dos departamentos não mede a linearidade separadamente da resolução espacial ou da uniformidade do campo de inundação (Abdalhamid et.al, 2000). A fim de obter uma qualidade de imagem óptima e um diagnóstico preciso, deve ser feita uma inspeção regular da câmara gama. É hoje amplamente reconhecido que a obtenção de elevados padrões de eficiência e fiabilidade na prática da medicina nuclear, tal como noutras especialidades baseadas em tecnologia avançada, exige um programa adequado de garantia da qualidade. O conceito de qualidade em termos de garantia de qualidade exprime a proximidade com que o resultado de um determinado procedimento se aproxima de um ideal, isento de todos os erros e artefactos. O termo controlo da qualidade é utilizado para designar as medidas específicas tomadas para garantir que um determinado aspeto do processo é satisfatório (Busemann, 1993). O objetivo do controlo de qualidade (CQ) é detetar alterações no desempenho de um sistema de câmara gama que possam afetar negativamente a interpretação dos estudos clínicos. É evidente que há um grande número de factores que contribuem para a qualidade final da imagem, incluindo a uniformidade, a resolução (intrínseca e energética), a colimação e o dispositivo de cópia impressa. Além disso, para determinados tipos de estudos, entram em jogo outros factores, como a capacidade de taxa de contagem. Com a adição da imagiologia tomográfica, surge um conjunto adicional de parâmetros que podem influenciar as imagens clínicas - estes incluem o centro de rotação do sistema, o alinhamento da gantry e dos orifícios do colimador, a estabilidade rotacional da cabeça do detetor e a integridade dos algoritmos de reconstrução. Numa base quotidiana, o tempo que pode ser razoavelmente dedicado ao controlo de qualidade do sistema é limitado. Programa de CQ para a instrumentação NM preparado por um grupo consultivo da AIEA em 1979. Os testes de aceitação recomendados pela American association of physicists in medicine (AAPM), pela International Electrotechnical commission (IEC) e pela NEMA. Os ensaios de controlo de qualidade devem ser efectuados antes de o equipamento ser colocado em funcionamento, o que se designa por (ensaios de aceitação), quando há motivos para suspeitar de uma avaria ou de uma alteração no funcionamento de um equipamento e a intervalos especificados de acordo com as instruções específicas do dispositivo (ensaios periódicos). O CQ também pode ser efectuado após reparações ou intervenções técnicas significativas. O principal objetivo dos ensaios de CQ é monitorizar os parâmetros mais sensíveis a alterações no desempenho do sistema que possam ter impacto nos estudos clínicos. (name,2005).

É hoje amplamente reconhecido que a obtenção de elevados padrões de eficiência e fiabilidade na prática da medicina nuclear, tal como noutras especialidades baseadas em tecnologia avançada, exige um programa adequado de garantia da qualidade. O conceito de qualidade no termo "garantia de qualidade" exprime a proximidade com que o resultado de um determinado procedimento se aproxima de um ideal, livre de todos os erros e artefactos. A garantia da qualidade engloba todos os esforços desenvolvidos para esse efeito. O termo "controlo da qualidade" é utilizado em referência às medidas específicas tomadas para garantir que um determinado aspeto do procedimento é satisfatório. Deve ser feita uma distinção clara entre estes termos. Assim, o controlo da qualidade em medicina nuclear deve abranger todos os aspectos da prática clínica. Especificamente, o controlo da qualidade é necessário na apresentação de pedidos de procedimentos; na preparação e distribuição de produtos radiofarmacêuticos; na proteção dos doentes, do pessoal e do público em geral contra os riscos de radiação e os acidentes causados por equipamento defeituoso; no agendamento dos doentes; na instalação, utilização e manutenção de instrumentos electrónicos; na metodologia dos procedimentos reais; na análise e interpretação dos dados; na comunicação dos resultados e, finalmente, na conservação dos registos. O presente documento trata de uma única componente, embora muito importante, de um programa tão abrangente, nomeadamente o controlo da qualidade dos instrumentos. (IAEA,1991). A medição de vários parâmetros de desempenho de uma câmara de cintilação no momento da instalação e, posteriormente, a intervalos regulares, é necessária para assegurar que a câmara está a funcionar de acordo com as especificações e para detetar alterações durante o tempo que possam dar origem a um pedido de assistência. Existem várias opiniões sobre o que constitui um teste de aceitação satisfatório e um programa de controlo de qualidade. Poucas pessoas discordariam da necessidade de um teste de aceitação ou de medições de controlo de qualidade de rotina, mas não existe acordo sobre o conteúdo e a frequência destes testes.

1-2 Problema do estudo:

Nestas circunstâncias, os fantomas produzidos comercialmente podem ser proibitivamente caros e, consequentemente, não são aplicados procedimentos de controlo de qualidade. Esta situação impõe a necessidade de desenvolver um fantoma autóctone e, por conseguinte, um algoritmo para classificar a imagem do fantoma. Se os fantomas estiverem disponíveis Geralmente, muitos dos procedimentos de controlo de qualidade anteriormente publicados são complicados, demorados ou requerem um ambiente de teste especial e também exigem software específico do fabricante. Verifica-se que o tempo necessário para o controlo de qualidade diário (por exemplo, MB e NM center U of G) é demasiado longo para ser efectuado diariamente. Por outro lado, a uniformidade, a linearidade e a resolução devem ser efectuadas todas as manhãs. Devido às desvantagens das técnicas utilizadas para medir o sistema de câmara gama Q.C (remoção do colimador, que pode implicar a quebra do cristal ou a deformação dos septos de chumbo do colimador), à complexidade da técnica e à escassez de financiamento para manutenção e à falta de um software de CQ independente do fabricante que suporte uma norma de desempenho NEMA, o que é considerado um problema importante para a realização dos testes de CQ NEMA; os investigadores sentem curiosidade em desenvolver um conjunto completo de software de tratamento de dados com base na publicação da norma NEMA NU-1 2007 (NEMA, 2007), utilizando um programa de linguagem de dados interactiva (IDL), juntamente com um fantoma desenvolvido que seja facilmente aplicável aos ensaios de rotina com câmara gama (SPECT) e de baixo custo no Sudão

1-3 Objetivo do estudo:

1-3-1 Objetivo geral:

O objetivo geral deste estudo é gerar um fantoma de controlo de qualidade multiusos com um programa informático para avaliar a uniformidade, a linearidade e a resolução em simultâneo para a câmara gama do planeador e da SPECT.

1-3-2 Objectivos específicos:

- Gerar um fantoma de controlo de qualidade multiusos que possa medir simultaneamente a uniformidade, a linearidade e a resolução da plaina e da câmara gama SPECT

- Conceber um programa informático para avaliar o resultado do fantoma multiusos para a plaina e a câmara gama SPECT.

- Avaliar a eficácia do fantoma fabricado localmente na deteção de avarias da câmara gama em comparação com o fantoma padrão.

1-4 Significado do estudo:

Este estudo irá proporcionar uma análise de baixo custo, rápida e precisa para o controlo diário da qualidade da câmara gama; ao gerar um fantoma multiusos com um programa computorizado para avaliação dos resultados, irá portanto:

- Diminuir o tempo do controlo de qualidade diário de 1h40min para meia hora.

- Diminuir o custo do fantoma, passando do custo de três fantomas diferentes para o custo de um fantoma indígena e muito barato.

- A análise com recurso a um programa informático fornece resultados mais exactos do que a avaliação visual quando não está disponível um software independente.

1-5 esquemas de tese:

A tese contém cinco capítulos: o primeiro capítulo inclui a introdução, o problema do estudo e os objectivos da investigação. O capítulo dois enumera os fundamentos teóricos e os estudos anteriores. O capítulo três aborda os materiais e os métodos utilizados, o capítulo quatro contém os resultados e o capítulo cinco inclui a discussão, as recomendações e a conclusão do estudo.

Capítulo 2: Fundamentação teórica e revisão da literatura

2-1 Teoria e estrutura:

O volume de trabalho diário num departamento de medicina nuclear consiste na imagiologia "funcional" de órgãos como a tiroide, o cérebro, o coração, o fígado e os rins. Para o efeito, é utilizado um dispositivo de cintilação de grandes dimensões. Na década de 1950, o Dr. Harold Anger desenvolveu a conceção básica da câmara de medicina nuclear moderna. A câmara de Anger constituiu uma melhoria significativa em relação ao seu antecessor, o scanner retilíneo. Os componentes da câmara de Anger estão representados na Figura 2-1.

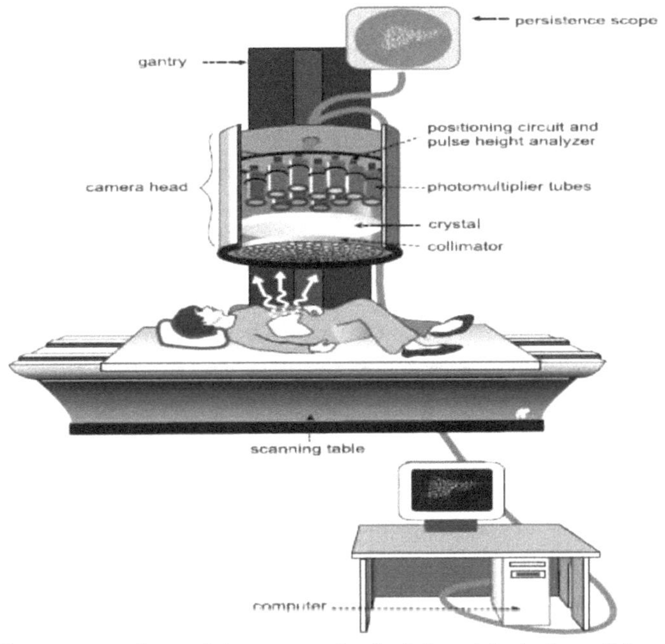

Figura 2-1: Componentes de um sistema normalizado de imagiologia de medicina nuclear.
Uma câmara gama, em particular uma câmara de cintilação, ocupa um lugar central em todos os departamentos de medicina nuclear. Numa câmara gama, ao contrário de um scanner retilíneo em que um órgão é examinado ponto a ponto, todo o órgão ou uma grande parte do corpo é fotografado simultaneamente. Neste aspeto, uma câmara gama comporta-se de forma semelhante a uma câmara fotográfica, embora os dois tipos de câmaras sejam completamente diferentes em termos de construção e funcionamento. Ao contrário dos raios de luz, os raios X ou gama não podem ser reflectidos ou refractados através da utilização de espelhos, lentes ou prismas. Por conseguinte, os princípios gerais da fotografia com luz não podem ser aplicados à captação de imagens de objectos

que emitem raios X ou gama. Em vez disso, a atenuação e transmissão selectivas dos raios X e gama por diferentes materiais, como o chumbo e o ar, constituem a base da obtenção de imagens com uma câmara gama. A visualização simultânea de um órgão ou órgãos inteiros por uma câmara gama é a sua qualidade mais importante, que tornou obsoletos os scanners rectilíneos. Esta caraterística torna possível o estudo de processos dinâmicos rápidos. Estudos dinâmicos com 10-20 imagens/segundo são agora obtidos por rotina para determinar o débito cardíaco e a fração de ejeção. De uma variedade de abordagens tentadas em laboratórios de investigação para o desenvolvimento de câmaras gama, a câmara de cintilação desenvolvida por Anger emergiu como uma escolha superior em medicina nuclear clínica. Desde a sua introdução comercial em 1966, a câmara de cintilação moderna passou por várias vagas de inovações tecnológicas, desde tubos fotomultiplicadores (PM) e colimadores melhorados, módulos de correção de não uniformidade, até às actuais câmaras digitais. Atualmente, é quase um instrumento novo. O único elemento constante é o material cintilador, que continua a ser um cristal de NaI (Tl).

Câmara de cintilação 2-1-1:

Numa câmara de cintilação, um grande cristal de NaI (Tl) em forma de disco ou retangular é visto de um lado por uma série de tubos PM. Esta matriz de tubos PM não só determina a quantidade total de luz produzida por uma interação de raios gama, como é comum num detetor de cintilação, mas também a localização da produção de luz no cristal. O outro lado do cristal está ligado a um colimador que actua como a lente de uma câmara fotográfica. Fisicamente, uma câmara de cintilação está dividida em duas partes. A cabeça do detetor contém o colimador e o cristal de NaI (Tl) com os tubos PM e os componentes electrónicos associados e está montada num suporte onde pode ser facilmente deslocada para cima ou para baixo ou rodada para qualquer posição desejada com comandos manuais ou automaticamente sob a direção de um computador (Fig. 2-1). Recentemente, tornaram-se populares duas ou mesmo três cabeças de deteção, em especial na tomografia computorizada de emissão de fotão único (SPECT).

O aumento da eficiência geométrica é a vantagem óbvia das cabeças de deteção múltiplas. A segunda parte é a consola, que aloja as fontes de alimentação e os controlos operacionais da câmara de cintilação, incluindo o módulo de visualização e, frequentemente, um computador digital integrado. Nas câmaras de cintilação portáteis, a cabeça do detetor e a consola estão unidas numa única unidade, de modo a poderem ser deslocadas de um local para outro sem grande dificuldade. Em termos operacionais, uma câmara de cintilação é constituída por quatro partes básicas: colimador, detetor, tubos PM múltiplos e circuito de determinação da posição (coordenadas x, y) e ecrã (Chandra, 2004).

2-1-2 Colimadores:

O objetivo de um colimador numa câmara de cintilação é permitir que os raios gama provenientes de uma área selecionada de um órgão atinjam uma área selecionada do detetor. Assim, um colimador estabelece uma correspondência de um para um entre as diferentes localizações no detetor e as localizações no interior do órgão. Outra caraterística do colimador de uma câmara de cintilação é que o seu campo de visão é suficientemente grande para abranger completamente todo o órgão ou a parte desejada do corpo a ser fotografada. Através da escolha adequada do colimador, é possível ampliar ou reduzir as imagens e selecionar entre a qualidade e a velocidade da imagem.

2-1-2-1 Furo paralelo:

Um colimador de orifícios paralelos é constituído por um grande número (muitos milhares) de pequenos orifícios num disco de chumbo. O diâmetro do disco de chumbo é o mesmo que o do cristal de cintilação utilizado. A espessura do disco de chumbo e o diâmetro dos orifícios dependem da resolução espacial e da sensibilidade pretendidas para estes colimadores. As paredes de chumbo entre os orifícios, denominadas septos, num colimador bem concebido, absorvem a maior parte, se não a totalidade, da radiação incidente sobre elas. Os orifícios são axiais, paralelos entre si e de forma circular ou hexagonal.

2-1-2-1-1 Colimadores polivalentes de baixa energia (LEAP):

Estes colimadores têm orifícios relativamente grandes que permitem a passagem de muitos dos fotões que emanam do doente. Como tal, têm uma sensibilidade relativamente elevada à custa da resolução. Como os orifícios são maiores, os fotões provenientes de uma região maior da fonte são aceites. Como resultado, a resolução da imagem é reduzida. A sensibilidade de um destes colimadores foi calculada em cerca de 500 000 cpm para uma fonte de $1\text{-}\mu$ Ci e a resolução é de 1,0 cm a 10 cm da superfície do colimador (Nuclear Fields Precision Micro cast Collimators, Nuclear Fields B.V., Países Baixos; fonte de 140-keV^{99m} Tc). Estes colimadores são úteis para a obtenção de imagens de fotões de baixa energia, como os do^{201} Tl, para os quais não são necessários septos espessos. Além disso, devido à sua sensibilidade moderadamente elevada (resultante de septos mais finos e orifícios maiores), são vantajosos para imagens de curta duração, como as imagens sequenciais de um por segundo para um estudo de fluxo renal.

2-1-2-1-2 Colimadores de alta resolução:

Estes colimadores têm imagens de maior resolução do que os colimadores LEAP. Têm mais orifícios com um diâmetro mais pequeno e um comprimento maior. A sensibilidade calculada de um colimador de alta resolução representativo é de aproximadamente 185.000 cpm para uma fonte de 0,037 MBq ($1\text{-}\mu$ Ci) e a sua resolução nominal é de 0,65 cm a 10 cm da face do colimador (Nuclear Fields B.V.). Para comparar o desempenho de um LEAP com um colimador de alta resolução, observemos os fotões de dois pontos radioactivos num fígado. Os fotões de cada um dos pontos são emitidos em todas as direcções, mas o detetor só consegue "ver" os fotões que passam pelos orifícios do colimador. O orifício relativamente grande do colimador LEAP também admite fotões dispersos em ângulos relativamente grandes em relação à linha direta entre o fígado e o cristal. Isto diminui a resolução porque os fotões angulares têm o efeito de fundir as imagens de dois pontos adjacentes (Fig. 2-2). Ao mesmo tempo, os orifícios maiores e os septos correspondentemente mais finos conferem ao LEAP uma maior sensibilidade, admitindo uma maior percentagem de fotões. O colimador de alta resolução, por outro lado, admite fotões de uma fração mais pequena do órgão, porque mais da sua face está bloqueada por septos. De forma recíproca, o furo mais estreito (ver Fig. 2-2) e/ou mais longo (Fig. 2-3) dos seus orifícios colimam melhor os fotões que entram no colimador. Consequentemente, é mais provável que os pormenores relativamente próximos na fonte apareçam claramente separados na imagem.

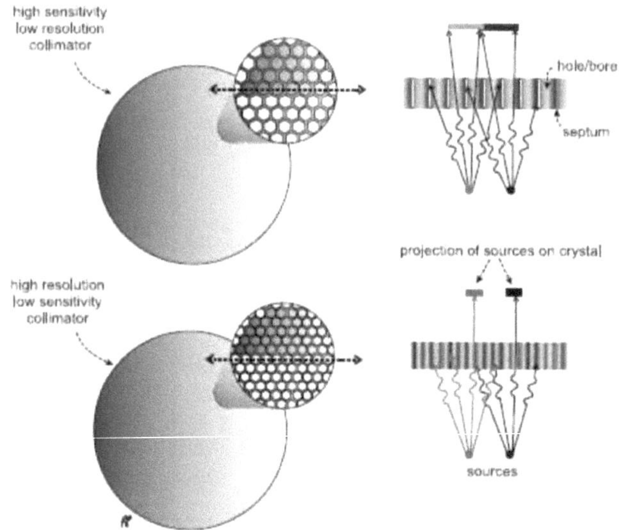

Figura 2-2 para o mesmo comprimento de furo, quanto mais pequeno for o diâmetro, maior será a resolução

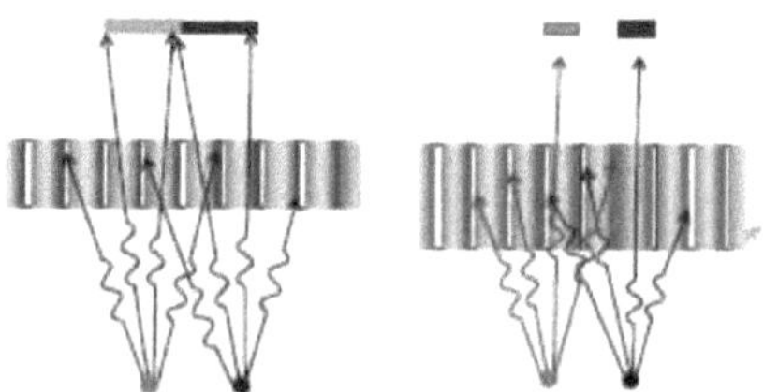

Figura 2-3: para o mesmo diâmetro de furo, quanto maior o furo, maior a resolução.
2-1-2-1-3 Colimadores de alta e média energia:

Os colimadores de baixa energia não são adequados para os fotões de energia mais elevada de nuclídeos como[67] Gálio (emite fotões de 394 keV, 300 keV e 185 keV, para além do seu fotão de baixa energia de 93 keV),[131] Iodo (376 keV),[111] Índio (245 KeV e 173 keV), nem para emissores de positrões como[18] Flúor (aniquilação de 511 keV). Os fotões destes nuclídeos podem penetrar nos septos mais finos dos colimadores LEAP e de alta resolução, o que resulta numa resolução mais fraca. São utilizados colimadores de alta energia com septos mais espessos (Fig. 2-5) para reduzir a penetração septal, mas septos mais espessos significam também orifícios mais pequenos e, consequentemente, menor sensibilidade.

Os colimadores de alta energia são úteis para [131] Iodine. Os colimadores de média energia têm características entre as dos colimadores de baixa e alta energia. Podem ser utilizados para obter imagens de fotões emitidos por [67] Gálio e [111] Índio. Os termos alta, média e baixa energia não estão definidos de forma rígida e a sua utilização pode variar de instituição para instituição.

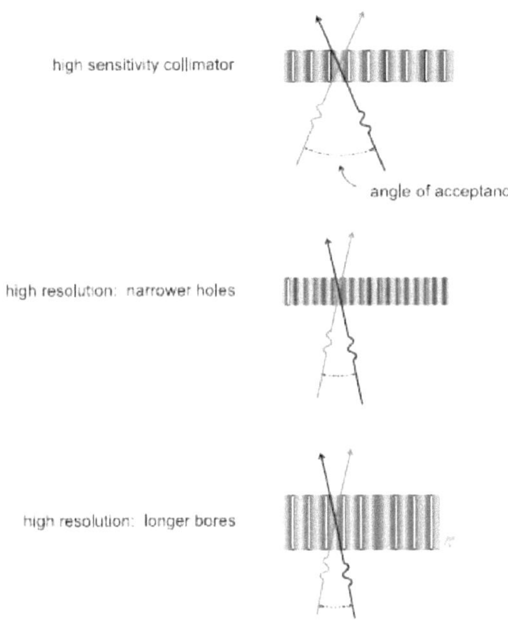

Figura 2-4 Ângulo de aceitação.

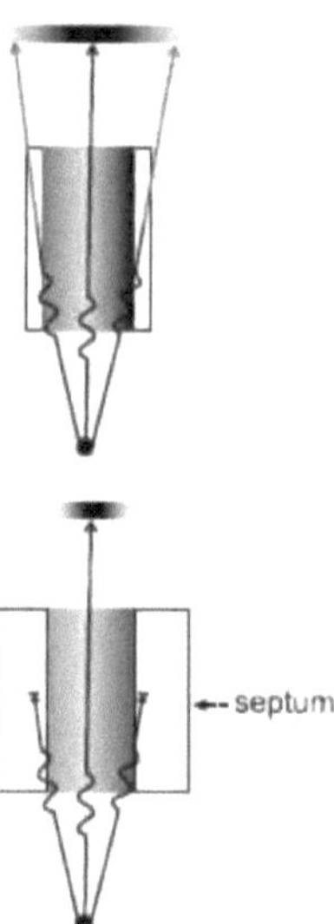

Figura 2-5 Os septos mais espessos são utilizados para bloquear os fotões de alta e média energia.

2-1-2-1-4 Colimadores de furo inclinado:

Trata-se de colimadores de orifícios paralelos com orifícios direccionados num ângulo em relação à superfície do colimador. O colimador de orifício oblíquo proporciona uma visão oblíqua para uma melhor visualização de um órgão que, de outra forma, seria obscurecido por uma estrutura sobrejacente, permitindo simultaneamente que a face do colimador permaneça perto da superfície do corpo (Fig. 2-6).

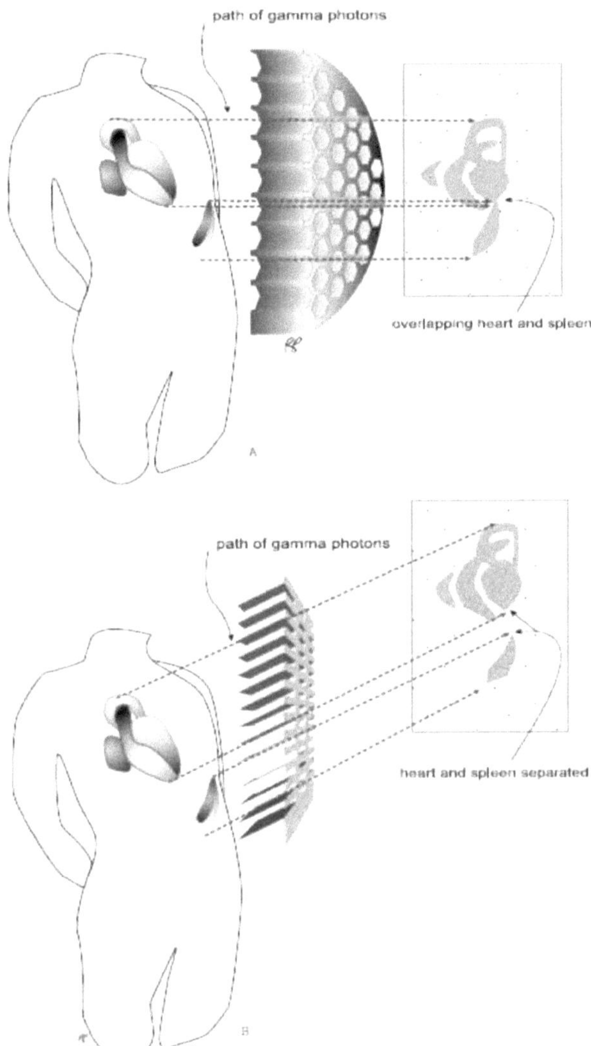

Figura 2-6 Colimadores de orifício paralelo (A) e de orifício inclinado (B)

2-1-2-2 Colimadores de furos não paralelos:

Os colimadores de orifícios não paralelos proporcionam um campo de visão mais largo ou mais estreito. O padrão de orifícios em forma de cone permite que estes colimadores aumentem ou reduzam o tamanho da imagem.

2-1-2-2 -1 Pinhole:

Um colimador pinhole consiste num único orifício, com cerca de 5 mm de diâmetro, no topo de um cone de chumbo oco. O diâmetro na base do cone de chumbo é o tamanho do cristal de NaI (Tl). A parte superior do cone está virada para o doente. A altura do cone pode variar entre 12 e 20 polegadas.

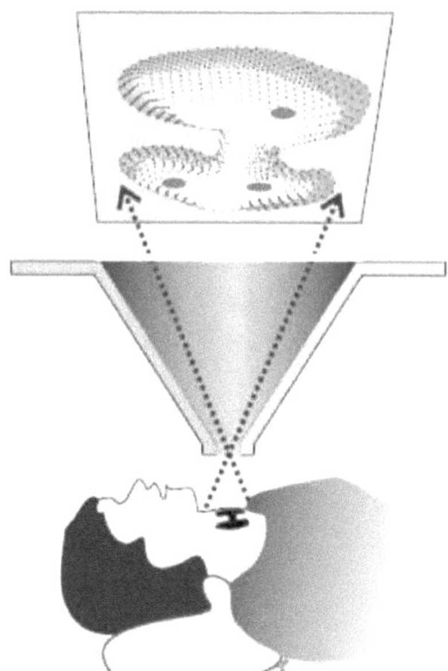

Figura 2-7: Colimador pinhole

2-1-2-2 -2 Convergindo:

Um colimador convergente é semelhante a um colimador de orifícios paralelos, exceto que os orifícios, à medida que se deslocam do centro do colimador para a extremidade do colimador, começam a inclinar-se para o centro (como se mostra nas Figuras 2-7 e 2-8). Os orifícios mais exteriores têm a maior inclinação. Todos os orifícios focam num ponto axial, fora do colimador (normalmente 10-20 polegadas) e na direção da fonte radioactiva ou do doente.

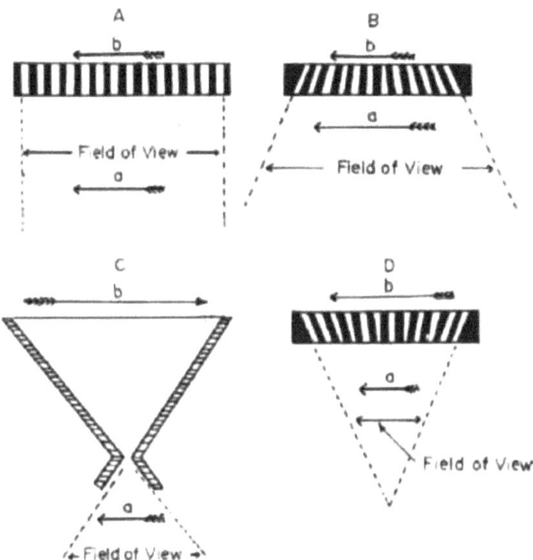

Fig 2-8: Colimadores utilizados numa câmara de cintilação. Um colimador de orifícios paralelos: O objeto a projecta a mesma imagem de tamanho b na face do cristal. O campo de visão deste tipo de colimador não varia significativamente com a distância ao colimador. B Colimador divergente: O tamanho da imagem b é menor do que o tamanho do objeto a e o campo de visão aumenta à medida que se afasta do colimador. C Colimador pinhole: É produzida uma imagem ampliada ou reduzida b de um objeto a, dependendo da sua distância ao orifício. O campo de visão de um orifício aumenta rapidamente à medida que se afasta do orifício. D Colimador convergente: Este colimador produz uma imagem ampliada b de um objeto a. O campo de visão diminui à medida que nos afastamos do detetor. Um colimador convergente proporciona uma sensibilidade e uma resolução espacial óptimas para um objeto mais pequeno do que o tamanho do cristal utilizado na câmara de cintilação.

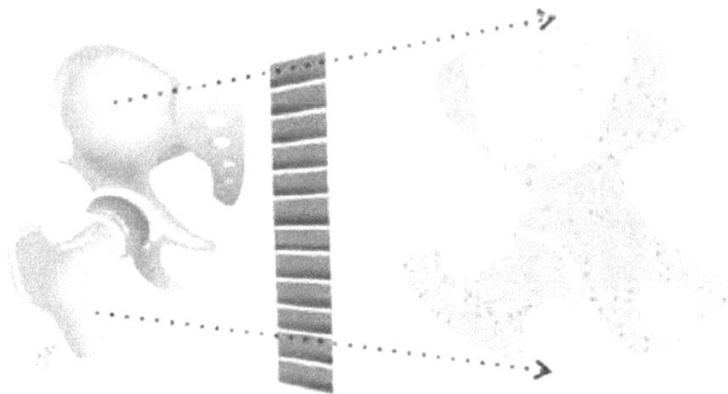

Figura 2-9: Colimadores convergentes.

2-1-2-2 -3 Divergindo:

Num colimador divergente, a inclinação dos orifícios está afastada do centro. Como resultado, estes orifícios convergem na direção do detetor. De facto, se virarmos um colimador convergente, este torna-se um colimador divergente e vice-versa. Como se pode ver, em todos estes colimadores, os raios gama provenientes de uma área da seta atingem apenas uma área selecionada do cristal. Assim, os raios gama provenientes da parte da frente da seta atingem uma localização diferente no cristal do que os raios gama provenientes do meio ou da parte de trás da seta. O tamanho da imagem formada no cristal depende do tipo de colimador e da distância do objeto ao colimador. No caso de um colimador tipo pinhole, a imagem é também invertida. A escolha de um determinado tipo de colimador é basicamente ditada pelo tamanho do órgão a ser fotografado. Para a obtenção de imagens de órgãos de dimensão semelhante à do cristal [NaI (Tl)] do detetor, os colimadores de orifícios paralelos proporcionam a melhor sensibilidade e resolução espacial. Para órgãos maiores do que o tamanho do cristal, são preferidos os colimadores divergentes. Para órgãos mais pequenos do que o tamanho do cristal, os colimadores convergentes têm demonstrado grande mérito. Quando o tamanho do órgão é pequeno, como é o caso da tiroide, um colimador pinhole é o colimador de eleição. Um problema que torna a utilização de colimadores de orifício pinhole, convergentes ou divergentes menos satisfatória do que os colimadores de orifício paralelo é o facto de, para objectos tridimensionais (que são todos os órgãos), os diferentes planos do objeto (frente, verso ou meio do órgão) serem ampliados ou minimizados em diferentes graus por estes colimadores. Isto produz distorções na imagem que, na maioria das circunstâncias clínicas, são inaceitáveis. Comercialmente, os colimadores, para além de serem caracterizados pelos quatro tipos acima referidos, são também classificados de acordo com a sua resolução espacial ou sensibilidade como colimadores de alta sensibilidade (para estudos dinâmicos), para todos os fins (para a maior parte das aplicações clínicas) ou de alta resolução espacial (para pormenores finos) e de acordo com as energias dos raios gama para as quais foram optimizados como colimadores de baixa energia (0-200 keV), de média energia (200-400 keV) e de alta energia (400-600 keV). Os colimadores de alta energia são por vezes utilizados com radionuclídeos emissores de positrões. A principal diferença entre os colimadores concebidos para energias diferentes é a espessura do septo, que aumenta com a energia.

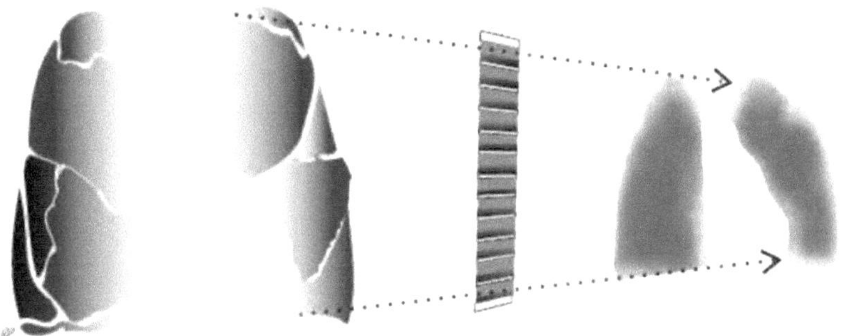

Figura 2-10: Colimador divergente

2-1-2-2-4 Colimadores de feixe em leque:

Trata-se de um cruzamento entre um colimador convergente e um colimador de orifícios paralelos. Foram concebidos para serem utilizados em câmaras com cabeças rectangulares para a obtenção de imagens de órgãos mais pequenos, como o cérebro e o coração. Quando vistos de uma direção (ao longo da dimensão curta do retângulo), os orifícios são paralelos. Quando vistos da outra direção (ao longo da dimensão longa do retângulo), os orifícios convergem (Fig. 2-9). Esta disposição permite que os dados do doente se espalhem para preencher melhor a superfície do cristal. (Chandra,2004).

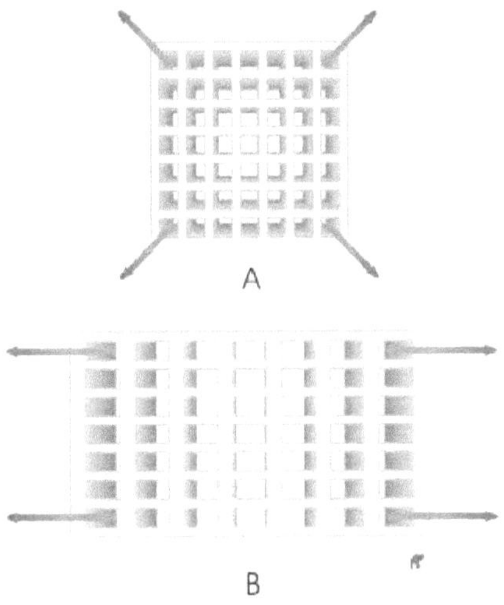

Figura 2-11: (A) Num colimador convergente, os orifícios convergem na direção do doente em ambos os planos e aumentam uniformemente uma imagem. (B) Num colimador de feixe em leque, os orifícios convergem num plano mas são paralelos no outro. As setas demonstram os percursos dos fotões provenientes do doente.

2-1-3 Detetor, cristal de NaI (Tl):

2-1-3-1 Tamanho e espessura:

Como já foi referido, o elemento detetor básico numa câmara de cintilação é um grande cristal de [NaI (Tl)] em forma de disco que é visto de um lado por um grande número de tubos PM. O diâmetro do cristal varia de 11 a 20 polegadas. Os cristais de 11 polegadas de diâmetro são utilizados na câmara de cintilação normal, enquanto os cristais de 16 a 20 polegadas de diâmetro são utilizados nas chamadas câmaras de cintilação de grande campo de visão (LFOV). A principal vantagem de um cristal grande é o aumento da sensibilidade para órgãos grandes, como os pulmões ou o corpo inteiro. Para uma utilização mais eficaz da área do cristal, estão também disponíveis cristais rectangulares em algumas câmaras de cintilação. A espessura do cristal é geralmente de $\frac{1}{2}$ polegadas, mas as câmaras de cintilação com cristais de 3/8 ou 1/4 de polegada de espessura estão também em voga, particularmente para trabalhos de cardiologia nuclear. A redução da espessura do cristal melhora a resolução espacial intrínseca. A compensação para uma melhor resolução espacial intrínseca é a redução da sensibilidade intrínseca, particularmente para raios gama de energia mais elevada (>150 keV) (Chandra, 2004).

2-1-3-2 Seleção de energia:

A deteção e a medição da energia dos raios gama que atravessam o colimador são efectuadas como em qualquer sistema de deteção de NaI (Tl), exceto no caso das câmaras de cintilação em que é utilizado um grande número de tubos PM em vez de um único tubo PM. Para determinar a energia de um raio gama, é necessário determinar a quantidade total de luz produzida no cristal. Numa câmara de cintilação, a luz total produzida é distribuída por muitos ou todos os tubos PM. Por conseguinte, para determinar a quantidade total de luz produzida, as saídas de todos os tubos PM têm de ser somadas para produzir um impulso equivalente ao produzido num detetor simples de NaI (Tl) (com apenas um tubo PM). O impulso somado é conhecido como impulso Z (uma designação incorrecta, uma vez que deveria ser chamado impulso E). A análise da altura de impulso dos impulsos Z permite-nos selecionar os impulsos com a energia desejada. Dois atributos importantes do impulso Z são a linearidade com a energia dos raios gama e a sua independência espacial (a altura do impulso Z não deve depender da localização do ponto de produção de luz no cristal). Em ambos os aspectos, as câmaras de cintilação mais recentes registaram melhorias significativas. A restante não linearidade e a dependência espacial são ainda mais reduzidas através da utilização de métodos de correção em linha. A soma dos impulsos de muitos tubos PM para obter um impulso Z numa câmara de cintilação torna a sua resolução energética ligeiramente pior do que a de um simples detetor de NaI (Tl). Tal como em qualquer outro detetor de NaI (Tl), numa câmara de cintilação existem quatro controlos relacionados com a deteção de raios gama e respectivas energias: alta tensão, ganho do amplificador, energia de pico E e largura de janela gama E ou % gama E. A seleção de energia é normalmente automatizada; para escolher um raio gama de uma determinada energia, carrega-se num botão designado e os impulsos apropriados são automaticamente seleccionados. Outra caraterística útil é a possibilidade de seleção simultânea de dois ou mesmo três raios gama de energias diferentes. Esta caraterística requer dois ou três analisadores de altura de impulso (PHA) e é útil para obter imagens da distribuição de radionuclídeos que emitem mais do que um raio gama (por exemplo, [67] Ga, [111] In, ou mesmo [201] Tl) ou para rejeitar a radiação dispersa (Chandra, 2004).

2-1-3-3 Seguimento automático de picos:

Os detectores de cintilação são propensos a desvios lentos nas suas saídas, principalmente devido às alterações no ganho de um tubo PM. As alterações no ganho do PM são causadas por pequenas flutuações da temperatura ambiente e da alta tensão. Nas câmaras mais recentes, foram fornecidos circuitos electrónicos que monitorizam estes desvios e reajustam a alta tensão ou o ganho do amplificador para o seu valor original. Os circuitos automáticos de controlo de picos controlam os ganhos PM a pedido ou continuamente, dependendo do fabricante de uma câmara de cintilação. Em qualquer dos casos, a saída dos tubos PM e, por conseguinte, a estabilidade da própria câmara de cintilação melhoraram tremendamente.

2-1-3-4 Contagem:

Os impulsos seleccionados pela PHA, além de serem enviados para um circuito lógico para a geração de impulsos X e Y, são introduzidos no módulo do temporizador escalar. A câmara de cintilação pode contar durante um intervalo de tempo fixo (tempo pré-selecionado) ou durante um determinado número de contagens (contagens pré-seleccionadas). Existe também uma disposição que permite que a imagem pare em intervalos de tempo pré-seleccionados ou num número pré-selecionado de contagens, dependendo do que acontecer primeiro. Um controlo manual permite iniciar ou parar a contagem em qualquer altura. Outra caraterística encontrada apenas em algumas câmaras de cintilação é a pré-seleção da densidade de informação numa determinada área da imagem. A câmara de cintilação pára quando um número pré-selecionado de contagens tiver sido adquirido na área desejada da imagem. As câmaras de cintilação com interface ou integradas em computadores digitais têm estas funções de arranque, paragem, tempo ou número de contagens sob controlo informático (Chandra, 2004).

2-1-4 Circuito de determinação da posição (coordenadas X, Y):

2-1-4-1 Distribuição da altura de impulso entre os tubos PM:

Um colimador numa câmara de cintilação permite que os raios gama ou X provenientes de uma pequena parte de um órgão atinjam uma pequena parte do cristal numa correspondência de um para um. Para manter esta correspondência intacta eletronicamente, devemos saber onde os raios gama estão a interagir no cristal. Isto é conseguido com a ajuda de um grande número (normalmente 37 ou 67) de tubos PM, mas na figura abaixo, é ilustrado considerando um simples conjunto de sete tubos

PM. Neste caso, quando a luz é produzida no ponto a do cristal, é distribuída por todos os sete tubos PM. No entanto, sabendo qual o tubo PM que recebeu a quantidade máxima de luz, é possível saber a localização aproximada (perto do tubo PM que recebeu a quantidade máxima de luz) do ponto de produção de luz. Para localizar o ponto de produção de luz com mais exatidão, é necessário ter em conta a quantidade de luz recebida por cada tubo PM, em vez de se ter em conta o que recebeu mais luz (ou seja, é considerada a distribuição da luz entre os diferentes tubos PM e, por conseguinte, a distribuição da altura de impulso produzida pelos tubos PM). A distribuição da luz ou as alturas dos impulsos produzidos entre os diferentes tubos PM são diretamente proporcionais ao ângulo sólido subtendido por cada tubo PM no ponto de produção da luz. Este facto é utilizado na determinação da localização exacta do ponto de produção de luz. Os tubos PM podem ter uma secção transversal circular ou hexagonal. Uma secção transversal hexagonal tem a vantagem de ser muito apertada e, por conseguinte, de haver menos espaço morto entre os tubos PM. A saída de um tubo PM é analógica e, como tal, foi utilizada por Anger para produzir dois impulsos analógicos determinantes da posição, X e Y. Contudo, nas câmaras de cintilação actuais, a saída de cada tubo PM é digitalizada e todo o processamento subsequente é feito com um microcomputador para produzir, em formato digital, os dois impulsos de localização da posição, X e Y, e o impulso de energia Z. Para determinar os impulsos de localização de posição, em versão analógica ou digital, as saídas de vários tubos PM são somadas com "factores de ponderação" apropriados (estes dependem da distância do tubo PM ao centro do cristal e não são relevantes aqui) para produzir quatro sinais analógicos, conhecidos como X+, X-, Y+ e Y-. Nas câmaras de cintilação comerciais, o número de tubos PM varia entre 19 e 96, e os circuitos de soma são complexos e diferem de um fabricante para outro. As tensões X e Y que definem a posição e o impulso Z que define a energia são gerados a partir das quatro tensões X+, X-, Y+ e Y- do seguinte modo $Z = X+ + X- + Y+ + Y-$ $X = K(X+ - X-) - Z$ $Y = K(Y+ - Y- - Z$ onde K é uma constante. A propriedade mais desejável dos impulsos X e Y é a sua linearidade com a distância do ponto de produção de luz ao longo do eixo x ou y a partir do centro do cristal. Quanto maior for a distância (coordenada X, Y) da fonte de luz ao centro do cristal, maiores serão as alturas dos impulsos X e Y. No entanto, devido à geometria da recolha de luz, estes impulsos não são tão lineares com a distância como seria desejável. A utilização de um tubo de luz ou a modelação de impulsos não lineares são dois métodos comuns para melhorar a linearidade dos impulsos X e Y. Estes métodos não eliminam completamente a não linearidade. A não linearidade residual tem de ser medida e corrigida em linha. Para visualizar a interação de raios gama, os impulsos X e Y (se forem digitais, têm de ser convertidos de novo para a forma analógica) são utilizados para desviar um ponto de luz num tubo de raios catódicos (CRT) ou num osciloscópio em proporção direta com a amplitude (magnitude) de X e Y. A imagem final da distribuição é formada a partir do osciloscópio. Se for utilizado um computador digital, esta informação (amplitudes dos impulsos X e Y) é armazenada na memória para processamento posterior ou apresentação posterior.

2-1-5 Resolução espacial intrínseca:

Mesmo depois de considerar a quantidade de luz recebida por todos os tubos PM e de fazer todas as correcções, há sempre um pequeno erro na localização exacta do ponto de produção de luz. Este erro é uma medida da resolução espacial intrínseca da câmara de cintilação. A resolução espacial intrínseca é uma função complexa da espessura do cristal, do número de tubos PM utilizados para a determinação da posição, do tipo e forma dos tubos PM e da espessura do tubo de luz, se utilizado, para acoplar os tubos PM ao cristal. O mais importante destes factores é a espessura do cristal. A redução da espessura do cristal melhora a resolução espacial intrínseca, mas também diminui a sensibilidade de uma câmara de cintilação, uma vez que um menor número de gammarays interage no cristal. Por conseguinte, tem de ser feito um compromisso entre a resolução espacial intrínseca e a sensibilidade da câmara de cintilação. A gama óptima de espessura para as câmaras de cintilação é de 3/8 a 1/2 polegadas para raios gama de 140 keV. Outro fator que também afecta a resolução espacial intrínseca da câmara de cintilação é a energia dos raios gama. Isto deve-se ao facto de um raio gama de maior energia produzir mais luz no cristal (para acontecimentos fotoeléctricos que são sempre seleccionados) do que um raio gama de menor energia. Mais luz permite uma melhor localização do ponto de interação dos raios gama, e uma melhor localização significa uma melhor resolução espacial intrínseca (Chandra, 2004).

2-1-6 Visualização:

Os raios gama originados no campo de visão de um colimador interagem no cristal em diferentes locais. Estas interacções ocorrem, em geral, de forma aleatória. Um dispositivo de visualização deve ser capaz de retratar essa informação de posição gerada aleatoriamente (X, Y) de forma rápida (pelo menos 106 eventos por minuto) e precisa; um CRT ou um osciloscópio, do qual um CRT é parte integrante, é efetivamente utilizado para este fim.

2-1-6-1 Tubo de raios catódicos:

Um CRT é um tubo de vidro evacuado constituído por cinco componentes básicos; um canhão de electrões, um elétrodo de focalização, placas de deflexão horizontal (direção x), placas de deflexão vertical (direção y) e um ecrã de fósforo. O canhão de electrões produz um fluxo de electrões rápidos. O número de electrões ou a intensidade do fluxo de electrões pode ser variado, se desejado, através do controlo de intensidade I. O elétrodo de focalização permite focalizar o fluxo de electrões num feixe circular estreito (cerca de 0,1 mm de diâmetro). Quando são aplicados impulsos de tensão nas placas horizontal e vertical, o feixe de electrões move-se nas direcções x e y em proporção direta com a magnitude dos impulsos de tensão aplicados nas placas horizontal e vertical, respetivamente. A duração da permanência do feixe de electrões na sua nova localização depende da duração dos impulsos de tensão aplicados às placas horizontal e vertical. É geralmente inferior a um microssegundo. Quando não é aplicado qualquer impulso de tensão às placas horizontal e vertical, o feixe de electrões permanece no centro do ecrã de fósforo. A localização do feixe de electrões no ecrã é visível pelo fósforo que emite luz no ponto em que o feixe de electrões incide sobre ele. Desta forma, quando impulsos de tensão de diferentes magnitudes são aplicados sucessivamente às placas horizontais e verticais, o ponto luminoso no ecrã CRT desloca-se de um local para outro, mas sempre a uma distância diretamente proporcional à magnitude dos impulsos de tensão aplicados. A intensidade do ponto luminoso é controlada pelo controlo de intensidade I.

2-1-6-2 Visualização de interacções individuais:

Para visualizar a informação de posição do detetor de cintilação, os impulsos de tensão X e Y são aplicados às placas horizontais e verticais de um CRT. O sinal Z, que transporta a informação de energia, exerce um veto sobre os sinais X e Y, de tal forma que estes só são aplicados às placas horizontais e verticais do CRT se o sinal Z estiver dentro da gama de energia selecionada pelo PHA. Se os impulsos Z estiverem fora da gama selecionada pela PHA, então X e Y não são aplicados às placas horizontais e verticais do CRT. Assim, apenas as interacções de raios gama que depositam energia no cristal na gama selecionada pela PHA são visualizadas no ecrã do CRT. Em resumo, o ecrã funciona da seguinte forma. Um raio gama interage no detetor e este produz três sinais, indicando a localização (impulsos X e Y) da interação com o raio gama e a transferência de energia (impulso Z) pela interação com o raio gama. O impulso Z é analisado e, se estiver dentro do intervalo selecionado, os sinais de posição (impulsos X e Y) são aplicados às placas CRT, que desviam o ponto de luz do centro do ecrã para uma distância proporcional às tensões X e Y. Quando um novo raio gama interage no cristal, é produzido um novo conjunto de sinais X, Y e Z que, por sua vez, desviam o ponto de luz para uma nova localização dada por estes sinais. Desta forma, à medida que mais e mais raios gama interagem no cristal, o ponto de luz no ecrã CRT continua a mover-se de um lugar para outro, em correspondência com a localização da interação dos raios gama no cristal, até 500 000 vezes ou mais numa imagem típica. Dado que o tamanho habitual dos CRT varia entre 3 e 5 polegadas de diâmetro, a imagem no ecrã CRT é apresentada num tamanho inferior ao tamanho real do órgão ou parte do corpo fotografado.

2-1-6-3 Integração num filme:

Um ponto de luz voador no ecrã de um CRT não constitui uma imagem. Esta imagem é formada pela integração ponto a ponto desta informação numa película fotográfica.

2-1-6-3-1 Características da película:

Numa película, as áreas mais escuras representam mais radioatividade, enquanto as áreas mais claras representam menos atividade. O escurecimento da película é medido quantitativamente por um parâmetro conhecido como densidade ótica ou, simplesmente, densidade. É definido como o logaritmo (base 10) do rácio entre a intensidade da luz incidente na película e a intensidade da luz transmitida pela película. De acordo com esta definição, uma área da película com uma densidade de 2 transmitirá apenas 1% de luz e, por conseguinte, parecerá quase negra a olho nu. Uma densidade de 0 representa 100% de transmissão; por conseguinte, uma área com 0 densidades parecerá branca. As densidades entre 0 e 2 aparecerão como tons de cinza. Um filme de alto contraste apresenta variações de exposição menores do que um filme de baixo contraste, mas um filme de alto contraste tem uma latitude menor. Por isso, o intervalo de exposições que pode ser exibido num filme de alto contraste é menor.

2-1-6-3-2 Exposição da película:

Normalmente, as taxas de contagem num órgão podem variar de zero a um máximo de R_{max}. Para uma visualização eficaz, o R_{max} (também conhecido como "ponto quente") deve corresponder ao ponto B e a taxa de contagem zero ao ponto A na curva H-D. O R_{max} para doentes individuais difere devido a variações na dose de radiofármaco administrada, na localização e distribuição no órgão e no tamanho e forma do órgão. Algumas variações são resolvidas quando se utiliza um número fixo de contagens em vez de um tempo fixo de exposição. A exposição correcta da película, que é controlada pela intensidade I do CRT, está inversamente relacionada com o número de contagens. Quanto maior for o número de contagens numa imagem, menor será a definição de I necessária e vice-versa. Geralmente, é feita uma tabela com o número de contagens numa imagem e a definição de I necessária para uma exposição adequada a essas contagens. Em estudos dinâmicos rápidos em que a exposição é efectuada durante um período de tempo fixo, as definições de I são apenas um palpite. Isto produz frequentemente maus resultados. A única solução para este problema consiste em ligar a câmara de cintilação a um computador, armazenar imagens e efetuar exposições após a determinação do número de contagens em cada imagem.

2-1-6-3-3 Gravação multiformato:

Um sistema de registo multiformato é normalmente utilizado em medicina nuclear. Neste sistema, são registadas várias imagens numa única folha de película de raios X, normalmente de 8 x 10 ou 11 x 14 polegadas. O número de imagens e, por conseguinte, o tamanho da imagem que pode ser gravada numa única folha pode ser facilmente variado com a ajuda dos controlos previstos para o efeito. Assim, uma única folha pode conter de uma a 64 imagens. A principal vantagem deste dispositivo é que todas as vistas de um doente, incluindo estudos dinâmicos, podem ser gravadas numa única folha de filme, consolidando assim a maior parte da informação num único local (Chandra, 2004).

2-1-7 Obtenção de imagens com uma câmara de cintilação:

De um modo geral, para obter uma imagem com uma câmara de cintilação, são seguidos os seguintes passos Seleção do estudo a realizar (por exemplo, cérebro, fígado, etc.); Seleção do radiofármaco e da dose de radiofármaco. Um radiofármaco é geralmente administrado aos doentes longe da câmara de cintilação, mas, por vezes, em especial quando se pretende efetuar estudos dinâmicos rápidos, pode ter de ser administrado com o doente na posição adequada debaixo da câmara. Seleção dos parâmetros de PHA (energia de pico e janela de % correspondente ao raio gama emitido pelo radionuclídeo a utilizar); Seleção de um colimador adequado (no que diz respeito à energia e à resolução espacial); Seleção do modo: acumulação de um determinado número de contagens ou exposição durante um período de tempo fixo. Seleção da intensidade adequada do CRT para o número de contagens esperado ou a adquirir na imagem; Posicionamento do doente debaixo da câmara e, se o radiofármaco não tiver sido administrado, administração do radiofármaco; Início e fim da exposição; Revelação da película. Se for necessário apresentar mais do que uma imagem na mesma película, a revelação da película é efectuada no final do estudo.

2-1-8 Interface com um computador ou câmara totalmente digital:

Os computadores digitais adquiriram um papel importante na medicina nuclear. A principal vantagem de um computador é a rapidez e a facilidade com que pode adquirir, analisar, armazenar e apresentar grandes quantidades de dados complexos. Atualmente, estão disponíveis comercialmente câmaras de cintilação completamente integradas com um computador digital (todas as câmaras digitais) ou com interface com um computador digital dedicado. Para além dos estudos SPECT e cardíacos, que não podem ser realizados sem um computador digital, muitas outras aplicações de computadores são agora parte integrante dos procedimentos normais de medicina nuclear (por exemplo, renograma).

2-1-9 Digitalização em geral:

Um computador digital apenas processa números ou dígitos e estes também apenas em formato binário (ou potências de 2) (base 2 em vez de base 10). Por conseguinte, qualquer instrumento a partir do qual os dados devam ser adquiridos e analisados por um computador digital de forma automática tem de apresentar os dados ao computador em formato digital binário (ou semelhante). Infelizmente, a maioria dos instrumentos produz sinais ou dados numa forma analógica. Os sinais analógicos variam continuamente e não produzem dados numéricos. Um dispositivo deste tipo, que transforma automaticamente sinais analógicos em sinais digitais (binários), é conhecido como conversor analógico-digital, ou simplesmente ADC. Dois parâmetros importantes de um ADC, a precisão e a velocidade, são relevantes para o nosso objetivo. A exatidão do ADC indica a proximidade dos dados numéricos em relação ao sinal analógico. O segundo parâmetro de um ADC é a velocidade. Quanto mais rápido for um ADC, maior será a taxa de dados que pode digitalizar sem qualquer perda de informação. Assim, a velocidade e a precisão estão inversamente relacionadas. Mais precisão significa menos velocidade e mais velocidade significa menos precisão.

2-1-9-1 Digitalização na câmara de cintilação:

Numa câmara de cintilação, a menos que se trate de uma câmara de cintilação totalmente digital, caso em que a digitalização já foi efectuada no tubo PM, os impulsos X, Y e Z são analógicos e têm de ser digitalizados antes de serem registados por um computador digital. Os ADC utilizados para digitalizar os sinais X e Y de uma câmara de cintilação são de 7-9 bits, o que significa que as gamas X e Y são igualmente divididas em 27 = 128, 28 = 256 ou 29 = 512 divisões iguais, respetivamente. Numa câmara de cintilação, a gama máxima de sinais X ou Y será igual ao diâmetro d do cristal. Portanto, cada divisão de um ADC corresponderá a d/128 ou d/256 cm de distância, dependendo se o ADC é de 7 ou 8 bits. Para um cristal de 11 polegadas (28 cm) de diâmetro e ADC de 7 bits ou para um cristal LFOV (20 polegadas de diâmetro) e ADC de 8 bits, este valor é igual a 0,2 cm. Uma vez que a resolução espacial intrínseca de uma câmara de cintilação se situa atualmente neste intervalo, não é necessária uma maior precisão. Em termos de velocidade do ADC, este deve ser capaz de lidar com cerca de 100.000 sinais por segundo, uma vez que taxas de contagem mais elevadas são raramente encontradas em medicina nuclear. A digitalização dos sinais X e Y em 64, 128 ou 256 divisões produz uma matriz de 64 x 64, 128 x 128 ou 256 x 256. Assim, a imagem analógica (que é bidimensional ou distribuições de área) é dividida em 64 x 64 = 4096, 128 x 128 = 16 384, ou 256 x 256 = 65 536 pequenas áreas iguais conhecidas como pixéis. Uma área específica no cristal corresponde a um pixel específico, e a cada pixel é atribuída uma localização específica na memória do computador. Assim, quando um raio gama interage no cristal, a localização do seu pixel é determinada pelos ADCs e uma contagem é armazenada na localização correspondente no computador. À medida que mais e mais raios gama interagem, são armazenados nas localizações apropriadas e, finalmente, é formada uma imagem digitalizada.

2-2 Ensaios de controlo de qualidade primário de câmaras gama:

2-2-1 Resolução espacial intrínseca:

O radionuclídeo utilizado para este ensaio deve ser o^{99m} Tc. Utiliza-se um suporte da fonte que a proteja das paredes, tectos e pessoal sem restringir o fluxo gama da fonte para a câmara. Podem ser utilizadas uma ou mais placas de cobre para ajustar a velocidade de contagem. A janela de energia para^{99m} Tc deve ser de 15 % centrada no fotopico. A taxa de contagem não deve exceder 20.000 cps através da janela de energia. Se forem utilizados outros radionuclídeos, a janela de energia deve ser ajustada de acordo com as recomendações do fabricante. O padrão de ensaio deve consistir numa máscara de chumbo na maior proximidade possível do cristal, cobrindo todo o UFOV com fendas paralelas de 1 milímetro de largura. Os centros das fendas adjacentes devem estar a 30 milímetros uns dos outros e a espessura da máscara deve ser de 3 milímetros para^{99m} Tc. Em seguida, a máscara de chumbo com as fendas paralelas é colocada no detetor da câmara com uma das fendas centrada perpendicularmente ao eixo de medição. O radionuclídeo deve ser uma fonte pontual centrada pelo menos cinco vezes a maior dimensão linear do UFOV acima da máscara de chumbo com as fendas paralelas. Recomenda-se que a resolução digital perpendicular às fendas seja inferior ou igual a 0,1 FWHM. A resolução digital paralela às fendas deve corresponder a uma largura de canal inferior ou igual a 30 milímetros, ou seja, é utilizado um perfil com uma largura até 30 mm. Devem ser recolhidas pelo menos 1 000 contagens no canal de pico de cada medição da função de espalhamento da linha. Devem ser medidas a largura total a meio máximo (FWHM) e a largura total a dez máximos (FWTM) da função de dispersão linear. Se a resolução digital perpendicular às fendas for inferior ou igual a 0,1 FWHM, considera-se que o píxel de valor máximo é o valor de pico. Se a resolução digital perpendicular às fendas for superior a 0,1 FWHM, utiliza-se um ajuste parabólico de três pontos, utilizando o ponto de pico em cada função de espalhamento de linhas e os dois pontos vizinhos mais próximos, respetivamente. O valor de pico é então determinado a partir do maior valor deste ajustamento parabólico. As localizações do meio máximo e do décimo máximo devem ser determinadas por interpolações lineares a partir dos dois pontos vizinhos mais próximos do meio pico e do décimo pico, respetivamente, utilizando o valor de pico em cada curva da função de dispersão linear como máximo. Para determinar o fator de calibração em milímetros por canal, calcula-se a média da distância entre picos adjacentes em todo o UFOV. A distância média calculada deve corresponder à distância de 30 mm entre as fendas. Este fator de calibração deve ser utilizado para converter os valores calculados de FWHM e FWTM de unidades de canais para milímetros por canal. O valor de FWHM e FWTM deve ser calculado como a média de todos esses valores para ambos os eixos, situados dentro do UFOV e do CFOV, respetivamente. Os valores calculados não devem ser corrigidos em função do fundo ou da largura da fenda.

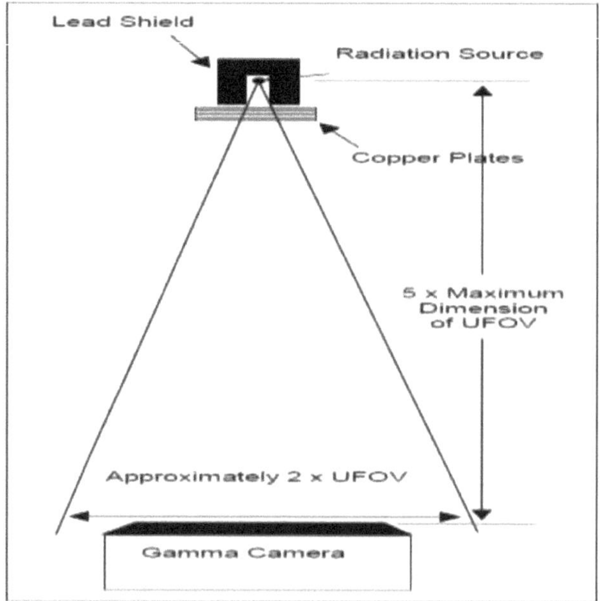

Figura 2-12: Geometria da fonte colimada

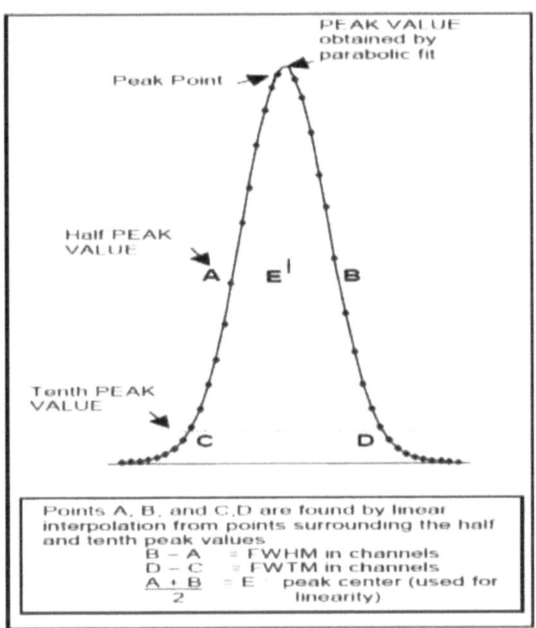

Figura 2-13: Determinação de FWHM e FWTM

2.2.2 Resolução de energia intrínseca:

A resolução intrínseca de energia deve satisfazer ou exceder as especificações e deve ser expressa como a razão entre a FWHM do fotopico e a energia central do fotopico, expressa em percentagem. O radionuclídeo utilizado para este ensaio deve ser [99m]Tc. Utiliza-se um suporte da fonte que a proteja de paredes, tectos e pessoal sem restringir o fluxo gama da fonte para a câmara. Utilizam-se pelo menos 2 mm de cobre. O detetor deve ser mascarado com uma abertura de chumbo de 3 mm de espessura para estabelecer o UFOV. A taxa de contagem integral não deve exceder 20 000 cps. O equipamento de ensaio deve incluir meios para digitalizar o espetro de energia com uma profundidade de canal de, pelo menos, 10 000 contagens e uma resolução digital inferior ou igual a 0,05 FWHM do fotopico de [99m]Tc. O radionuclídeo deve ser uma fonte pontual de ^{99m}Tc centrada pelo menos cinco vezes a maior dimensão linear do UFOV acima do detetor. Utiliza-se um segundo radionuclídeo, [57]Co, como referência para determinar o fator de calibração KeV por canal. Os espectros de [99m]Tc e [57]Co devem ser armazenados separadamente. Devem ser armazenadas pelo menos 10 000 contagens no canal de pico de cada medição espetral. Para cada um dos espectros armazenados, a localização do foto-pico deve ser determinada como a média dos valores do canal de meia altura linearmente interpolados, calculados para cada lado do foto-pico. A diferença entre as duas localizações do foto-pico nos números de canal deve corresponder a 18,4 KeV, que é a diferença entre 140,5 KeV da energia central do foto-pico [99m]Tc e 122,1 kev da energia central do foto-pico [57]Co. A resolução intrínseca de energia é calculada a partir do espetro[99m] Tc Stored. Determina-se a FWHM em números de canais a partir dos valores dos canais de meia altura linearmente interpolados e calcula-se para cada lado do[99m] pico de Tc. Multiplica-se este valor pelo fator de calibração (KeV por canal), divide-se por 140,5 KeV, correspondente à energia central do fotopico[99m] Tc, e multiplica-se por 100 para obter o valor em percentagem. Se forem utilizados outros radionuclídeos, o nuclídeo de referência para a calibração (KeV/canal) deve ser[57] Co (recomendação da National Electrical Manufacturers Association 2001).

2.2.3 Uniformidade intrínseca do campo de inundação:

A uniformidade intrínseca do sistema deve ser medida para o CFOV e o UFOV. Os valores medidos devem satisfazer ou exceder as especificações. A uniformidade intrínseca é a resposta do sistema, sem colimador, a um fluxo uniforme de radiação proveniente de uma fonte pontual. Determinam-se dois parâmetros de uniformidade diferentes: uniformidade integral e uniformidade diferencial. A uniformidade integral é uma medida do desvio máximo da contagem de píxeis no CFOV ou UFOV. A uniformidade diferencial é uma medida do desvio máximo numa gama limitada concebida para se aproximar da dimensão de um tubo fotomultiplicador. O radionuclídeo utilizado para medir a uniformidade intrínseca deve ser o[99m] Tc. Qualquer outro radionuclídeo utilizado deve ser comunicado separadamente. A velocidade de contagem não deve exceder 20 000 contagens por segundo através de uma janela simétrica de fotopico de 15 %. O estado das correcções de uniformidade utilizadas deve ser indicado juntamente com os resultados. Se forem testados outros radionuclídeos, devem ser utilizadas as definições de janela de energia recomendadas pelo fabricante. O equipamento de ensaio necessário para esta medição é constituído por um suporte da fonte, uma máscara de chumbo para o detetor e um computador ou analisador multicanal. O suporte da fonte é constituído por uma blindagem de chumbo para evitar a dispersão posterior e lateral, mas deve ser aberto na frente para não restringir o fluxo gama da fonte para o detetor. A máscara de chumbo para o detetor é uma abertura de chumbo com, pelo menos, as dimensões do UFOV. O detetor deve ser mascarado com uma máscara de chumbo. A fonte no suporte da fonte deve ser colocada no eixo central do detetor. A distância entre a fonte e o detetor é de

A distância entre o detetor e a fonte deve ser pelo menos cinco vezes superior à maior dimensão do UFOV. A imagem do campo de inundação deve ser armazenada numa matriz de dimensão que produza píxeis com uma dimensão linear de 6,4 mm ± 30 %. Os píxeis devem ser quadrados. Deve ser recolhido um mínimo de 10 000 contagens no píxel central da imagem. Antes de efetuar os cálculos de uniformidade, os píxeis a incluir devem ser determinados da seguinte forma Em primeiro lugar, os píxeis situados na extremidade do UFOV que contenham menos de 75% das contagens médias por pixel no CFOV devem ser definidos como zero. Em segundo lugar, os píxeis que agora têm pelo menos um dos seus quatro vizinhos diretamente adjacentes com contagens nulas serão também colocados a zero; os restantes píxeis não nulos são os píxeis a incluir na análise para o UFOV. Este passo só deve ser efectuado uma vez. Qualquer pixel que tenha pelo menos 50% da sua área dentro do CFOV será incluído na análise do CFOV.

2.2.3.1 Uniformidade integral:

Para os pixéis de cada zona (CFOV e UFOV), os valores máximos e mínimos devem ser encontrados a partir dos dados suavizados. A diferença entre o máximo e o mínimo é dividida pela soma destes dois valores e multiplicada por 100.

Uniformidade integral = ± 100 ((Max - Min) /(Max + Min))* **Equação 2-1**

2.2.3.2 Uniformidade diferencial:

Para os pixels dentro de cada área (FOV e UFOV), calcula-se a maior diferença entre quaisquer dois pixels dentro de um conjunto de 5 pixels contíguos numa linha ou coluna. O cálculo é efectuado para as direcções X e Y independentemente e a variação máxima é expressa em percentagem utilizando a seguinte fórmula

Uniformidade diferencial = 100% ((Max -Min)/(Max + Min) **Equação 2-2**

Os dados filtrados são tratados como um número de linhas (cortes X) e colunas (cortes Y). Cada corte é processado a partir do pixel inicial do respetivo campo de visão. Um conjunto de cinco pixels contíguos é examinado para encontrar os pixels máximo e mínimo. A uniformidade diferencial é calculada utilizando estes valores. O conjunto seguinte de cinco píxeis é analisado avançando um píxel e determinando novamente a uniformidade percentual. Isto repete-se até se atingir o pixel mais exterior. A uniformidade diferencial máxima é encontrada no corte. Este processo é então repetido para todos os cortes. (Recomendação da Associação Nacional dos Fabricantes de Material Elétrico, 2001).

2.2.4 Resolução espacial do sistema sem dispersão:

A resolução espacial do sistema sem dispersão deve ser medida e expressa como FWHM e FWTM da função de dispersão da linha A medição depende do colimador, bem como do detetor, e deve ser repetida para cada tipo de colimador. Os radionuclídeos utilizados para estas mediçoes devem ser aqueles para os quais os colimadores foram concebidos. A velocidade de contagem não deve exceder 20 000 cps para o ^{99m}Tc, devendo ser utilizada uma janela de energia simétrica de 15 % para os outros radionuclídeos, devendo ser utilizadas as definições de energia recomendadas pelo fabricante. O equipamento de ensaio necessário para estas medições é constituído por dois tubos capilares com um diâmetro interior inferior ou igual a 1,0 mm e um comprimento superior a 30 mm. Os tubos capilares devem ser cheios com o radionuclídeo desejado. Um destes tubos deve ser colocado a 100 mm da face do colimador do sistema e ao longo do diâmetro correspondente ao eixo de medição, X ou Y. A amostragem digital perpendicular ao tubo deve ser < 0,1 FWHM e a amostragem digital paralela ao tubo não deve ser superior a 30 milímetros. Devem ser recolhidas pelo menos 10 000 contagens no ponto de pico de cada função de dispersão de linhas. Medir a FWHM e a FWTM em pixels de todas as funções de dispersão de linhas que se situem dentro do CFOV, primeiro na direção X e depois na direção Y. Efectua-se uma segunda medição para cada eixo com o segundo tubo capilar igualmente colocado a 100 mm da face do colimador e a 50 mm de distância e paralelamente ao primeiro tubo. Esta medição deve ser utilizada apenas para a calibração dos milímetros por pixel. Converter as medições FWHM e FWTM de píxeis para milímetros, utilizando o fator de calibração em milímetros por píxel. Fazer a média das medições nas direcções X e Y.

2.2.5 Resolução espacial do sistema de corpo inteiro sem dispersão:

A resolução espacial do sistema sem dispersão deve ser medida paralela e perpendicularmente à direção do movimento e expressa como largura total a meio máximo (FWTM) e largura total a décimo máximo (FWTM) da função de dispersão da linha. Os valores medidos devem satisfazer ou exceder as especificações. O radionuclídeo a utilizar para esta medição deve ser^{99m} Tc. Qualquer outro radionuclídeo utilizado deve ser comunicado separadamente. A atividade da fonte deve ser ajustada de modo a produzir uma taxa de contagem entre 10.000 e 20.000 cps, através de uma janela de energia de 15 %, com dois tubos capilares no campo de visão do detetor. A câmara deve estar equipada com um colimador. As fontes são constituídas por dois tubos capilares, cada um com um diâmetro interior inferior ou igual a 1,0 mm e um comprimento de, pelo menos, 200 mm. As fontes devem ser colocadas sobre a mesa de varrimento de corpo inteiro, paralelamente ao plano do detetor.

2.2.5.1 Resolução paralela à direção do movimento:

Coloca-se um tubo capilar no centro do campo de visão digitalizado, perpendicular à direção do movimento com uma precisão de 1 mm. A segunda fonte deve ser colocada paralelamente à primeira, a uma distância de 100 mm (figura 2-14a).

2.2.5.2 Resolução perpendicular à direção do movimento:

Coloca-se um tubo capilar no centro do campo de visão digitalizado, paralelo à direção do movimento com uma aproximação de 1 mm. A segunda fonte deve ser colocada paralelamente à primeira, a uma distância de 100 mm.

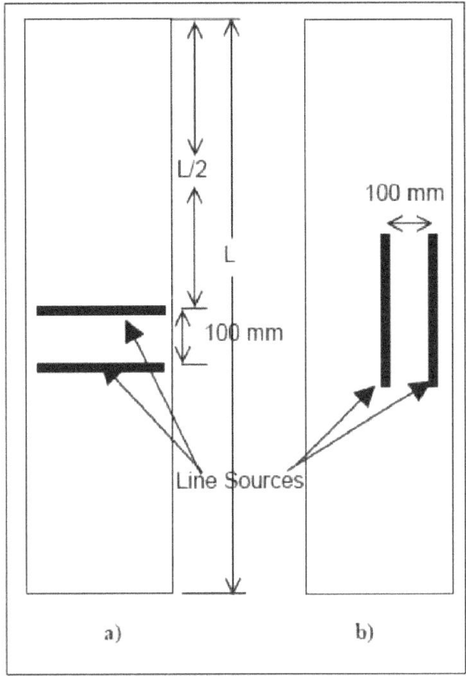

Fig 2-14: posição da fonte para medições de resolução de corpo inteiro

A. Velocidade de varrimento: A velocidade de varrimento deve situar-se na gama recomendada para utilização clínica.

B. Posição da câmara: As varreduras devem ser efectuadas com o detetor acima e abaixo da mesa para as duas orientações da fonte. A câmara deve ser posicionada a uma distância de 100 milímetros das fontes até à face do colimador.

C. Amostragem digital: A amostragem digital perpendicular aos tubos não deve ser inferior a 0,25 da FWHM da resolução do sistema do colimador utilizado. A resolução digital paralela aos tubos não deve ser inferior a 25 mm nem superior a 30 mm. A média de milímetros/pixel deve ser calculada a partir do espaçamento entre linhas conhecido. Este cálculo deve ser efectuado separadamente, paralela e perpendicularmente à direção do movimento. Calculam-se a FWHM e a FWTM em cada segmento do tubo capilar central. A média dos valores da FWHM e da FWTM deve ser calculada separadamente para os tubos paralelos e perpendiculares à direção do movimento (recomendação da National Electrical Manufacturers Association 2001).

2.3 Ensaios secundários de controlo da qualidade dos sistemas de câmara gama:

2.3.1 Linearidade espacial intrínseca:

A linearidade intrínseca espacial diferencial e absoluta deve cumprir ou exceder as especificações. A linearidade diferencial é expressa em milímetros como o desvio padrão das localizações dos picos medidos em relação a uma linha de melhor ajuste. A linearidade absoluta é expressa como a deslocação máxima de qualquer pico em relação ao melhor ajustamento de uma grelha bidimensional. O radionuclídeo utilizado para este ensaio é o ^{99m} Tc. Utiliza-se um suporte de fonte que proteja a fonte das paredes, do teto e do pessoal sem restringir o fluxo de fotões da fonte para a câmara. Podem ser utilizadas uma ou mais placas de cobre para ajustar a velocidade de contagem. A janela de energia para ^{99m} Tc deve ser de 15 % centrada no fotopico. A taxa de contagem não deve exceder 20.000 cps através da janela de energia. Se forem utilizados outros radionuclídeos, a janela de energia deve ser ajustada de acordo com as recomendações do fabricante. O padrão de ensaio deve consistir numa máscara de chumbo na maior proximidade possível do cristal, cobrindo todo o UFOV com fendas paralelas de 1 milímetro de largura. Os centros das fendas adjacentes devem estar a 30 mm um do outro. A espessura da máscara deve ser de 3 milímetros para ^{99m} Tc ou ^{57} Co. A máscara de chumbo com as fendas paralelas deve ser posicionada no detetor com a fenda central centrada no detetor. A fenda central deve ser perpendicular ao eixo de medição e alinhada com uma aproximação de ±1 milímetro ao bordo do UFOV. O radionuclídeo deve ser uma fonte pontual centrada pelo menos cinco vezes a maior dimensão linear do UFOV acima da máscara de chumbo com as fendas paralelas. A resolução digital perpendicular às fendas deve ser inferior ou igual a 0,1 FWHM. Os dados devem ser integrados paralelamente à direção das fendas para formar funções de dispersão de linhas. A resolução digital paralela à direção das fendas deve ser inferior ou igual a 30 mm. Devem ser recolhidas pelo menos 1 000 contagens no canal de pico de cada medição da função de dispersão linear após integração paralela à direção das fendas. Devem ser recolhidos dois conjuntos de dados, um com as fendas na direção X e outro na direção Y. Se os dados forem adquiridos numa matriz bidimensional, somam-se os dados paralelamente à direção das fendas para formar funções de dispersão de linhas de largura igual ou inferior a 30 mm. As distâncias entre os picos de cada uma das funções de dispersão linear devem ser determinadas como a média dos meios máximos interpolados de ambos os lados de cada pico. As localizações dos meios-máximos devem ser determinadas por interpolações lineares a partir dos dois pontos vizinhos mais próximos do valor do meio-pico. As localizações dos picos devem ser calculadas para cada função de dispersão linear subsequente. Obtém-se assim uma matriz bidimensional de localizações dos picos. Uma dimensão será ao longo das fendas e a outra será perpendicular às fendas. Note-se que haverá duas matrizes dimensionais, uma a partir de dados adquiridos com fendas na direção X e a outra com fendas na direção Y. O valor da linearidade diferencial espacial intrínseca (em píxeis) deve ser calculado como o desvio-padrão das localizações dos picos em cada fenda. Calcula-se a média dos desvios-padrão para as fendas nas direcções X e Y. Calculam-se valores separados para o UFOV e para o CFOV. Determina-se a linearidade espacial absoluta intrínseca adaptando aos dados uma grelha bidimensional ortogonal de pontos igualmente espaçados, utilizando uma técnica de minimização dos mínimos quadrados. Devem ser adaptadas grelhas diferentes aos dados do UFOV e do CFOV. Devem também ser instaladas grelhas separadas para os dados adquiridos com as fendas nas direcções X e Y. O deslocamento máximo para cada conjunto deve ser a maior diferença entre os dados e a grelha ajustada (em pixels) na direção X ou Y. O fator de calibração em milímetros por canal é calculado da seguinte forma Este fator é utilizado para converter a linearidade diferencial e a linearidade absoluta em milímetros.

2.3.2 Registo espacial de janelas múltiplas:

O registo espacial de janela múltipla é uma medida da capacidade da câmara para posicionar com precisão os fotões de diferentes energias quando visualizados através de diferentes janelas de energia fotoeléctrica. As medições devem ser efectuadas em nove pontos específicos do plano de entrada da câmara de cintilação. Os valores medidos do registo espacial de janelas múltiplas devem cumprir ou exceder as especificações. O radionuclídeo utilizado para medir o registo espacial de janelas múltiplas deve ser o^{67} Ga. A regulação da janela de energia para cada um dos três picos de gálio deve ser efectuada de acordo com as recomendações do fabricante. A velocidade de contagem não deve exceder 10 000 contagens por segundo através de cada janela de energia do fotopico. Um suporte de fonte revestido de chumbo deve colimar a fonte de^{67} Ga através de um túnel cilíndrico no chumbo. Este túnel deve ter 5 mm de diâmetro e 25 mm de comprimento. As imagens são obtidas utilizando uma fonte colimada de^{67} Ga localizada em nove pontos específicos da superfície de entrada da câmara não colimada. Estes nove pontos são o ponto central, quatro pontos no eixo X e quatro pontos no eixo Y. Os pontos não centrais situar-se-ão a 0,4 vezes e 0,8 vezes a distância do ponto central ao bordo do UFOV da câmara ao longo dos respectivos eixos. Adquirem-se imagens separadas da fonte colimada de^{67} Ga através de janelas de energia separadas dos foto-picos de^{67} Ga em cada uma destas localizações de imagem. Estas imagens devem ser obtidas com uma dimensão de píxel não superior a 2,5 mm. Para as câmaras com duas janelas de energia, devem ser obtidas duas imagens em cada ponto; uma utilizando o foto pico de 93 KeV e a segunda utilizando o foto-pico de 300 KeV. No caso de câmaras com três ou mais janelas de energia, deve também obter-se uma imagem do fotopico de 184 KeV. Devem ser adquiridas pelo menos 1 000 contagens no píxel de pico de cada imagem de foto-pico. Determina-se a deslocação do centróide das contagens entre si nas direcções X e Y para as imagens de foto-pico de cada ponto de medição. Para analisar as imagens fotográficas individuais, utilizar-se-á uma região quadrada de interesse (ROI) centrada no píxel de contagem máxima associado a cada imagem fotográfica. As dimensões dos píxeis da ROI quadrada devem ser aproximadamente quatro vezes a FWHM do perfil de contagem da imagem a analisar. Cada imagem deve ser integrada na direção Y para determinar o perfil de contagem X e integrada na direção X para determinar o perfil de contagem Y. O centróide das contagens nas direcções X e Y deve ser determinado para cada imagem a partir do perfil de contagem nessa direção. Deve ser determinada a diferença máxima de posição do centróide das contagens obtidas em cada foto-pico. A maior deslocação do pixel deve então ser convertida em milímetros utilizando uma calibração exacta em milímetros por pixel. O centro das contagens nas direcções X e Y para cada um dos perfis de contagem dos fotopicos deve ser determinado do seguinte modo Determinar o número máximo de píxeis contados no perfil integrado X ou Y e calcular o centróide das contagens utilizando a seguinte fórmula

$$L_j = \sum_{i=1}^{n} (X_i \times C_i) / \sum_{i=1}^{n} C_i$$

Equation 2-3

Onde:

$J\,L$ = localização do centróide calculado para a janela de energia j, em que j pode ser igual a 1,2 ou 3.

$I\,X$ = contagem de píxeis do perfil X ou Y na i-ésima localização

$I\,C$ = contagens na localização Xi ou Yi.

$\sum_{i=1}^{n}$ = é a soma de um número ímpar de píxeis do perfil de contagem centrado no píxel do perfil de contagem máximo. O número ímpar exato de pixels dependerá da FWHM do perfil de contagem e do tamanho do pixel. O número mínimo de píxeis nesta soma deve incluir tanto a metade esquerda como a metade direita das contagens máximas.

O deslocamento Dij entre as janelas de energia i e j é então:

Dij = | Li - Lj | **Equação 2-4**

Em que i = 1, 2 ou 3; j = 1, 2 ou 3. O deslocamento máximo é simplesmente o maior *Dij*.

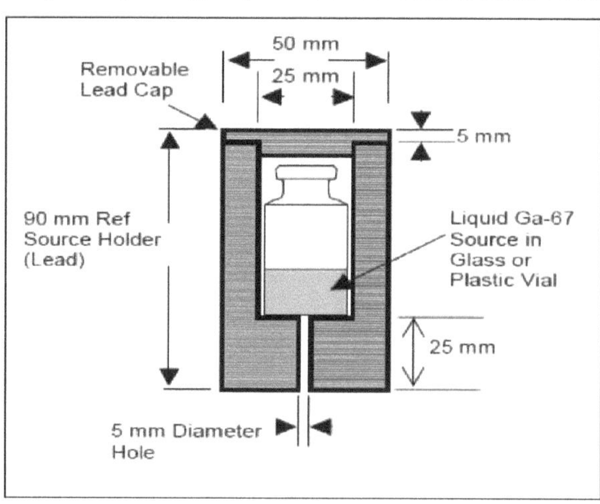

Figura 2-15: Suporte cilíndrico da fonte para medição do registo espacial de janelas múltiplas

, mostrando a fonte de ga-67 líquido no interior
2.3.3 Desempenho intrínseco da velocidade de contagem no ar:

O método da fonte em decaimento deve ser utilizado para determinar o desempenho da taxa de contagem. Devem ser medidos e comunicados dois parâmetros: o débito de contagem observado para uma perda de 20% e o débito de contagem máximo. Ambos os parâmetros devem ser medidos sem dispersão induzida. Deve ser fornecida a curva dos débitos de contagem observados em relação aos débitos de entrada. O radionuclídeo utilizado no ensaio deve ser o^{99m} Tc. Qualquer outro radionuclídeo ou radionuclídeos utilizados devem ser comunicados separadamente. A janela de energia para^{99m} Tc deve ser de 15 % centrada no fotopico. Para outros radionuclídeos, utilizam-se as definições de energia recomendadas pelo fabricante. O pico deve ser efectuado a uma velocidade de contagem baixa e não deve ser reajustado manualmente durante o ensaio. O cristal de uma câmara a ensaiar deve ser mascarado para o UFOV. O lado aberto (virado para o cristal de câmara) deverá ser coberto com placas de cobre de 6 mm. A intensidade da fonte deve ser tal que produza uma velocidade de contagem de entrada superior à velocidade de contagem necessária para provocar uma dobra na velocidade de contagem observada. Determinar a contagem de fundo, Nbkg, e a taxa de contagem de fundo rbkg = Nbkg/Atbkg **Equação 2-5**. O tempo sugerido para esta determinação é de 10 minutos. O suporte de chumbo com a fonte deve ser colocado numa posição adequada em frente do detetor. O suporte da fonte deve ser posicionado de modo a que o cone colimado de radiação esteja centrado no interior do UFOV e que a área irradiada do cristal se estenda completamente ao longo da dimensão mais pequena do UFOV. Deve ter-se o cuidado de minimizar a dispersão. O tempo de início (ti) e o tempo decorrido$^{(\Delta ti)}$ da medição devem ser registados para cada ponto de dados, Cti, em que (i) é o número do ponto de dados e Cti é o número de contagens registadas. O tempo deve ser medido em relação ao tempo de início da aquisição da medição do primeiro ponto de dados. Para cada ponto de dados (Cti), devem ser recolhidas pelo menos 100 000 contagens. Os dados devem ser adquiridos durante 10 segundos ou 100 000 contagens, consoante o tempo que for mais longo. A medição deve ser efectuada de modo a que os pontos sejam recolhidos logo que a taxa de contagem observada desça 10.000 cps em relação ao ponto anteriormente medido. O último (n-ésimo) ponto deve ser medido quando a velocidade de contagem observada descer abaixo de 4 000 cps. Cada ponto de dados é primeiro corrigido em relação ao fundo:

$$OCR_i = \frac{C_i \ln(2)}{T_{half} \cdot \{1 - \exp[(-\Delta t_i) \cdot \ln(2) / T_{half}]\}}$$

Equation 2-6

$$Ci = Cti - Rbkg \cdot \Delta ti$$ **Equação 2-6**

A taxa de contagem observada (ocri) deve ser determinada para cada ponto de dados de acordo com a seguinte fórmula:

Em que T-half é a semi-vida de^{99m} Tc nas mesmas unidades que ti e Ati (21672 segundos). Para o decaimento da fonte durante o período i' da medição. A taxa de contagem de entrada (icri) para cada ponto de dados deve ser calculada de acordo com a seguinte fórmula:

$$ICR_i = OCR_n \cdot \exp\left\{ \frac{(t_n - t_i) \cdot \ln(2)}{T_{half}} \right\}$$

Equation 2-7

O índice de contagem observado a 20% de perda deve ser determinado por interpolação linear entre os dois
Pontos mais próximos da equação: $Li = 0{,}8* icri$ **Equação 2-8**

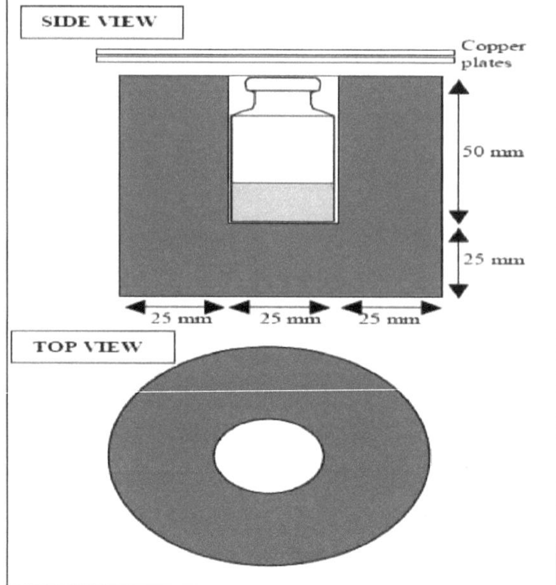

Figura 2-16: Suporte da fonte para medições da velocidade de contagem
2.3.4 Desempenho da taxa de contagem do sistema com dispersão:

O método da fonte em decaimento deve ser utilizado para determinar o desempenho da taxa de contagem com dispersão. Devem ser medidos e comunicados dois parâmetros: o débito de contagem observado para uma perda de 20% e o débito de contagem máximo. Ambos os parâmetros devem ser medidos com dispersão induzida. Deve ser fornecida a curva dos débitos de contagem observados em função dos débitos de entrada. O radionuclídeo utilizado no ensaio deve ser o^{99m} Tc. Qualquer outro radionuclídeo ou radionuclídeos utilizados devem ser comunicados separadamente. A janela de energia para o^{99m} Tc deve ser de 15 % centrada no foto-pico. Para outros radionuclídeos, a janela de energia utilizada deve ser a recomendada pelo fabricante. O pico deve ser efectuado a uma velocidade de contagem baixa e não deve ser reajustado manualmente durante o ensaio. A câmara de ensaio deve ter montado um colimador de baixa energia. A fonte deverá estar numa solução aquosa que enche um recipiente de disco. A intensidade da fonte deve ser tal que produza uma velocidade de contagem de entrada superior à velocidade de contagem requerida, provocando uma sobreposição da velocidade de contagem observada. A fonte deve ser colocada dentro de um fantoma cilíndrico de plástico. (O Phantom pode ser todo em acrílico ou cheio de água. O poço por cima do suporte da fonte é também preenchido com acrílico ou água). O detetor deve ser posicionado de modo a visualizar a base de plástico de 50 mm de espessura do fantoma. A distância entre o fantoma e a face do colimador não deve ser superior a 20 mm. O fantoma deve estar centrado no interior do UFOV. Antes do início da medição, deve ser determinada a velocidade de contagem de fundo, Nbkg. O início (ti) e o tempo decorrido (Δti) da medição devem ser registados para cada ponto de dados, em que (i) é o número do ponto de dados. O tempo deve ser medido em relação à hora de início da aquisição da medição do primeiro ponto de dados. Para cada ponto de dados (Ci), devem ser recolhidas pelo menos 100 000 contagens. Os dados devem ser adquiridos durante 10 segundos ou 100 000 contagens, consoante o tempo que for mais longo. A medição deve ser efectuada de modo a que os pontos sejam recolhidos logo que a taxa de contagem observada desça 10 000 cps em relação ao ponto anteriormente medido. O último (n-ésimo) ponto tomado deve ser medido quando uma taxa de contagem observada cai abaixo de 4.000 cps (recomendação da National Electrical Manufacturers Association 2001).

2.3.5 Resolução espacial intrínseca a 75.000 contagens por segundo:

A resolução espacial intrínseca deve ser medida a 75 000 contagens por segundo e devem ser registados os valores medidos da FWHM média e da FWTM média. Os valores medidos devem cumprir ou exceder as especificações.

2.3.6 Uniformidade intrínseca do campo de inundação a 75 000 contagens por segundo:

A uniformidade intrínseca do campo de inundação deve ser medida a 75 000 contagens por segundo. Calcula-se a uniformidade integral e diferencial para CFOV e UFOV

2.3.7 Resolução espacial do sistema com dispersão:

A resolução espacial do sistema com dispersão deve ser medida e expressa como FWHM e FWTM da função de dispersão de linha. A medição depende do colimador, bem como do detetor, pelo que a medição deve ser efectuada com cada tipo de colimador. Os radionuclídeos utilizados para estas medições devem ser aqueles para os quais os colimadores foram concebidos. A velocidade de contagem não deve exceder 20 000 cps através de uma ou mais janelas simétricas de energia de 15 %. Para

outros radionuclídeos, devem ser utilizadas as definições de energia recomendadas pelo fabricante. O equipamento de ensaio necessário para estas medições é constituído por dois tubos capilares com um diâmetro interior inferior ou igual a 1,0 mm e um comprimento superior a 30 mm. São igualmente necessários blocos de dispersão em acrílico, com a dimensão do UFOV do sistema a medir e com 100 e 50 mm de espessura. A espessura de acrílico necessária para a dispersão pode ser montada a partir de peças mais finas, mas mesmo assim deve cobrir todo o UFOV. Os tubos capilares devem ser enchidos com o radionuclídeo desejado. Colocam-se 100 mm de bloco dispersor acrílico imediatamente em frente do colimador e um dos tubos capilares deve ser posicionado o mais próximo possível do bloco. Os outros 50 mm de dispersão devem ser posicionados do outro lado do tubo capilar. A resolução da amostragem digital perpendicular ao tubo deve ser < 0,1 FWHM e a amostragem digital paralela ao tubo não deve ser superior a 30 milímetros. Devem ser recolhidas pelo menos 10 000 contagens no ponto de pico de cada função de dispersão de linhas. Medir a FWHM e a FWTM em pixels de todas as funções de dispersão de linhas que se situem no interior do CFOV, primeiro na direção X e depois na direção Y. Deve ser efectuada uma segunda medição para cada eixo com o segundo tubo capilar igualmente posicionado a 100 mm da face do colimador e a 50 mm de distância do primeiro tubo e paralelamente a este. Esta medição deve ser utilizada apenas para a calibração dos milímetros por pixel. Converter as medições FWHM e FWTM de pixéis para milímetros, utilizando o fator de calibração milímetro por pixel medido. Fazer a média das medições nas direcções X e Y em conjunto.

2.3.8 Sensibilidade e penetração planar do sistema:

A sensibilidade planar do sistema é a relação entre as contagens colimadas detectadas num plano de aquisição e a atividade de uma fonte planar específica colocada paralelamente a esse plano. No entanto, as contagens detectadas podem também resultar de radiação que penetra ou se dispersa nos septos do colimador. Esta radiação penetrada ou dispersa degrada a qualidade global da imagem, pelo que deve ser considerada separadamente da sensibilidade devida a contagens corretamente colimadas. Tanto a sensibilidade plana do sistema como a penetração dependem do tipo de colimador, da largura da janela, da energia gama, da configuração da fonte e de factores do sistema. Por conseguinte, a configuração destas variáveis do sistema para efeitos desta medição deve corresponder às utilizadas em contextos clínicos, salvo indicação explícita em contrário. A sensibilidade plana e a fração de penetração do sistema devem ser medidas para cada tipo de colimador com os isótopos adequados e comunicadas em (contagens/seg)/mbq. Esta medição depende da precisão da calibração da atividade dos radionuclídeos, pelo que a especificação deve ser feita para dispositivos típicos deste modelo. Os radionuclídeos utilizados para estas medições devem ser aqueles para os quais os colimadores foram concebidos. A velocidade de contagem deve ser inferior a 30 000 contagens por segundo numa janela de energia simétrica de 15 % (para ^{99m}Tc). Se forem utilizados outros radionuclídeos, as definições de energia utilizadas devem ser as recomendadas pelo fabricante. O equipamento de teste necessário para esta medição é constituído por uma seringa de plástico de 1 a 5 cc, uma seringa de plástico de 30 a 50 cc, um calibrador de dose calibrado e uma placa plana de plástico com 100 mm de diâmetro.

A atividade da fonte no interior da seringa de plástico, ASR, deve ser medida com precisão utilizando um calibrador de dose. Esta fonte deve então ser dispersa da seringa para a água num prato plano de plástico com 150 mm de diâmetro. A atividade residual remanescente na seringa, ARES, deve ser prontamente medida no calibrador de dose e a leitura subtraída da leitura original para obter a quantidade de atividade no fantoma, ACAL = ASR - ARES, no momento da preparação. Os métodos de calibração devem ser os estabelecidos no guia de regulamentação 10.8 do NRC ou, em alternativa, devem ser utilizadas fontes de calibração rastreáveis ao NIST como referências, com as devidas correcções de semi-vida. As medições da atividade da seringa devem ser reprodutíveis com uma precisão superior a 5 %. Todos os tempos de medição devem ser registados com uma aproximação de pelo menos um minuto ou 1% da meia-vida do radionuclídeo, consoante o que for mais preciso. Deve ser utilizado um relógio consistente para todas as medições de tempo. O fantoma preparado deve ser colocado perto do centro do campo de visão e num plano tal que a face interna inferior do fantoma esteja a 10" } 1 mm da face do detetor. Pode ser útil determinar esta distância utilizando um espaçador de 10 mm e um fantoma vazio. Não deve estar presente qualquer material de dispersão. É fundamental que a base do fantoma esteja nivelada de modo a que a atividade seja distribuída uniformemente. Adquirir pelo menos 4 milhões de contagens com o sistema de imagiologia. Registar a hora de início da aquisição com a precisão acima indicada. A duração da aquisição deve ser medida com uma precisão superior a 1%. Repita esta medição para o mesmo número de contagens com a face interna inferior do fantoma 20" }1, 50" }1, 100" }1, 150" }1, 200" }1, 250" }1, 300" }1, 350" }1 e 400" }1 mm da face do colimador. O fantoma deve estar perto do centro do campo de visão e no plano do detetor para todas as medições. Para cada aquisição, some o número de contagens numa ROI circular que seja 60% do diâmetro do fantoma e centrada sobre a região de atividade. Inclua os pixels com os seus centros dentro da ROI. Determine a taxa de contagem corrigida por decaimento para a aquisição (recomendação da National Electrical Manufacturers Association 2001).

2. 3.9 Blindagem do detetor:

As medições da blindagem do detetor avaliam a sensibilidade do detetor da câmara gama a:

A) Radioatividade no doente que está a ser fotografado e que se encontra fora do campo de visão.

B) Fontes dispersas de radiação que possam estar presentes na vizinhança da câmara (por exemplo, doentes em salas de exame contíguas ou doentes que aguardam exame e que tenham sido injectados com um marcador radioativo). Para avaliar a eficácia do caso (a), efectuam-se medições da fuga de uma fonte de ensaio posicionada fora do campo de visão no plano da mesa do doente. Para avaliar a eficácia da blindagem para fontes dispersas, caso (b), são efectuadas medições das taxas de contagem obtidas a partir de fontes posicionadas a dois metros do detetor, ao lado e à frente do sistema. Os valores medidos da blindagem do detetor devem satisfazer ou exceder a especificação. Os radionuclídeos utilizados para estas medições devem ser aqueles para os quais o sistema foi concebido. As medições devem ser efectuadas com Tc-99m e com o nuclídeo de energia mais elevada para o qual a câmara está especificada para funcionar (ou a energia mais elevada que se prevê que venha a ser utilizada). A quantidade de radioatividade deve ser suficiente para gerar uma taxa de contagem de, pelo menos, 1 000 cps e não superior a 30 000 cps através do colimador na primeira posição de formação de imagens (centrada sob o colimador). Para o Tc-99m, deve ser utilizada uma janela de energia de 15%. Para outros radionuclídeos, devem ser utilizadas as definições de energia recomendadas pelo fabricante para o nuclídeo que está a ser testado. O colimador utilizado deve ser o recomendado para a formação de imagens do isótopo de ensaio. O equipamento de ensaio necessário para esta medição consiste num frasco de plástico de 1 a 5 cc que contém a fonte de radionuclídeos. A) A fonte não blindada deve ser colocada na mesa de imagiologia sob o colimador. O detetor deve ser colocado 20 cm acima da mesa e virado para baixo. A velocidade de contagem deve ser medida em posições fixas, começando com a fonte centrada no campo de visão, depois a 10 cm, 20 cm, 30 cm fora do limite do campo de visão, em cada direção (sete medições no total). Em cada posição da fonte, i, deve ser registado o número de contagens, cai, recolhidas no tempo, tai. Cai deve ser superior a 10 000. A) A taxa de contagem de fundo, CB, deve ser medida através da recolha de contagens durante um minuto ou mais. B) Para avaliar a eficácia da blindagem em relação às fontes dispersas, são necessários dois conjuntos adicionais de medições. Uma fonte semelhante à utilizada na alínea a) é colocada a dois metros do detetor e diretamente à sua frente, a um metro do solo. A fonte pode ser blindada com a extremidade aberta da blindagem apontando diretamente para o detetor. A velocidade de contagem deve ser medida com o detetor posicionado em cada uma de 4 posições igualmente espaçadas num arco de 360 graus utilizado para aquisições tomográficas (isto é, com o detetor virado para cima, para baixo, para a esquerda e para a direita). Em cada uma destas posições, regista-se o número de contagens, cfi, no tempo tfi. A fonte e o suporte da fonte são então posicionados 2 metros ao lado do pórtico e a um metro do chão. A abertura do suporte da fonte deve ser apontada diretamente para o detetor durante a medição. As medições da taxa de contagem são então efectuadas com o detetor em três posições: com o detetor virado para cima, para baixo e para longe da fonte. Em cada uma destas posições, regista-se o número de contagens, CSI, no tempo TSI. Para cada uma das posições da fonte, calcula-se o número de contagens subtraído do fundo:

Bci = (cai - CB)/tai

Bcfi = (cfi - CB)/tfi Equações 3-12

Bcsi = (csi - CB)/TSI

A fuga da blindagem é expressa como a taxa de contagem (menos a de fundo) em cada posição, como uma percentagem da taxa de contagem (menos a de fundo) quando a fonte estava na posição central (BC0):

Li = 100 * bci/BC0

Lfi = 100 * bfi/BC0 Equação 3-13

Lsi = 100 * bsi/BC0.

Deve ser identificada a maior das medições da velocidade de contagem para cada posição, ou seja, a maior das medições Li (excluindo i=0), a maior das medições lfi e a maior das medições lsi (excluindo os três valores em que o detetor aponta para a fonte). (Recomendação da Associação Nacional dos Fabricantes de Material Elétrico, 2001).

2.3.10 sensibilidade do volume do sistema:

Mede-se a sensibilidade volumétrica do sistema e determina-se a sensibilidade volumétrica média por centímetro axial a partir dessa medição. A sensibilidade do volume do sistema é a sensibilidade total do sistema a uma concentração uniforme de atividade num fantoma cilíndrico específico. As medições da sensibilidade volumétrica do sistema dependem da configuração do detetor, do tipo de colimador, do tipo de radionuclídeo, da configuração da janela de energia, da configuração da fonte e de outros factores. Os radionuclídeos utilizados para estas medições devem ser aqueles para os quais os colimadores foram concebidos. A taxa de contagem de medição para cada imagem de projeção deve ser de 10 000 ± 2000 cps através de uma ou mais janelas simétricas de energia fotoeléctrica de 15 %. Para outros radionuclídeos, devem ser utilizadas as definições de energia recomendadas pelo fabricante para o nuclídeo que está a ser testado. O equipamento de teste necessário para esta medição é constituído por uma seringa de plástico, um calibrador de dose exacta e um fantoma cilíndrico de 200 mm de diâmetro especificado (Figura 3-7). Determinar com precisão a concentração de atividade em Kbq/cm3 no interior do fantoma cilíndrico especificado no tempo inicial Ti. Para tal, divide-se a atividade medida colocada no fantoma em Ti pelo volume de água medido no fantoma. Esta fonte cilíndrica bem misturada e uniforme deve ser posicionada no centro do espaço de imagem do sistema, com o seu eixo de simetria coincidente a ± 5 mm do eixo de rotação do sistema SPECT. efetuar uma aquisição SPECT em órbita circular de 360° com um raio de 150 ± 5 mm. Devem ser adquiridas pelo menos 120, mas não mais de 128, imagens com ângulos de projeção diferentes. Cada imagem de projeção deve conter 100 000 ± 20 000 contagens através de uma janela fotopictórica simétrica de 15 %. No caso de sistemas com várias cabeças, as imagens de todas as cabeças podem ser somadas para se obter o número necessário de imagens de projeção. Os dispositivos de correção da uniformidade do campo, ou quaisquer outros mecanismos que alterem o número de contagens nestas imagens de projeção, devem ser desactivados. Meça o tempo total decorrido para completar a aquisição SPECT de 360° necessária. Meça também e some as Contagens de todas as imagens de projeção para determinar o Total de contagens detectadas neste tempo total decorrido. A sensibilidade do volume do sistema (SVS) é então:

$$SVS = \frac{A(cts / \sec)}{B_c(MBq / cm^3)}$$

A sensibilidade do volume por centímetro axial, VSAC, é então determinada dividindo o SVS pelo comprimento axial da fonte cilíndrica (ou seja, 20 cm).

$$VSAC = \frac{SVS}{Length}$$

Se o comprimento total da fonte não puder ser utilizado para obter a medição da sensibilidade do volume, o comprimento efetivo utilizado deve ser indicado juntamente com os resultados.

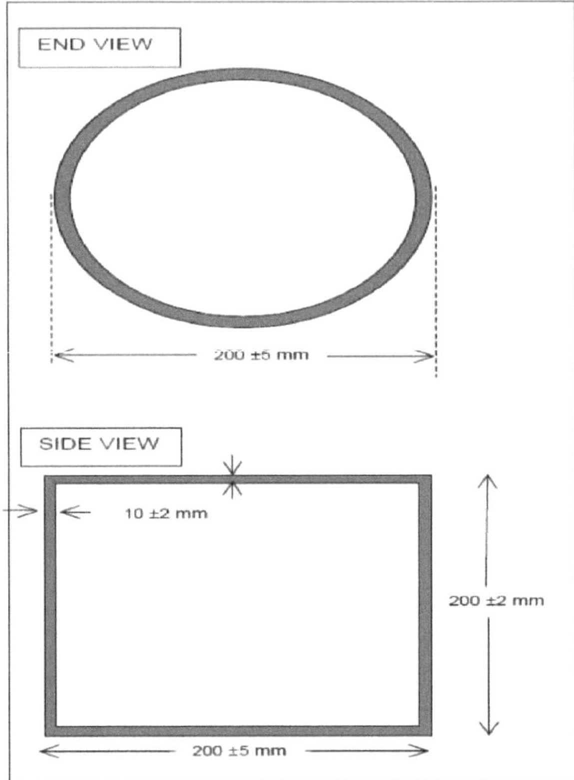

Figura 2-17: fantoma cilíndrico de sensibilidade volumétrica (acrílico)

2-4 estudos anteriores

A Vickery et.al (2011) desenvolveu um programa de software para o controlo da qualidade da câmara gama com base na norma NEMA NU-1 2007, No âmbito da medicina nuclear, as anomalias e os artefactos que afectam a qualidade das imagens são fenómenos bem conhecidos. Por conseguinte, é de grande importância dispor de uma garantia de qualidade rigorosa para as câmaras gama e SPECT, a fim de minimizar a ocorrência destas anomalias e artefactos. A NEMA fez recomendações de controlo de qualidade de rotina para os instrumentos de medicina nuclear. Após a instalação e antes de a câmara ser colocada em utilização clínica, deve ser submetida a medições padrão de desempenho da National Electrical Manufacturers Association (NEMA) para verificar se a câmara funciona de acordo com as especificações fornecidas pelo fabricante e para estabelecer condições de base para todas as medições futuras. A publicação NU 1-2007 da NEMA Standards Publication descreve como realizar testes de CQ de processos e relatórios para câmaras gama e SPECT. Muitas vezes, com o apoio dos fabricantes, podem ser fornecidos todos os fantomas necessários e as aquisições podem ser efectuadas de acordo com a NEMA, mas uma Garantia de Qualidade completa também requer um tratamento cuidadoso dos dados de CQ medidos. O software baseia-se nas recomendações da NEMA relativamente ao processamento e análise dos dados e é executado em MATLAB (Mathworks, Natick, Massachusetts, EUA). É capaz de calcular a resolução espacial intrínseca e a linearidade (ISR & ISL), a resolução intrínseca de energia (IER), a uniformidade intrínseca do campo de inundação (IFFU), a resolução espacial de janela múltipla (MWSR), o desempenho intrínseco da taxa de contagem (ICRP), a resolução espacial/scan do sistema (SSPR & SSCR), sensibilidade planar do sistema (SPS), alinhamento do sistema (SA), sensibilidade do volume do sistema (SVS) e resolução espacial reconstruída SPECT (SRSR). Os programas de tratamento de dados destinam-se a tornar o processamento dos dados de CQ adquiridos uma tarefa simples, fornecendo aos utilizadores imagens instrutivas dos dados processados, bem como ficheiros de texto que contêm os resultados do CQ. Os resultados processados com diferentes softwares e para diferentes SPECT os investigadores demonstraram que o software é capaz de calcular várias especificações NEMA e, sempre que possível, os resultados foram comparados com os obtidos pelos fabricantes. E existe uma concordância entre o nosso software e o software dos fabricantes. Foi apresentada uma nova análise quantitativa de fantomas de furos ortogonais e de quadrantes. A selecção da plataforma utilizada para codificar o software foi o MATLAB, que, em princípio, é independente do sistema operativo. O desenvolvimento futuro poderá ser a compilação do nosso software, tornando-o independente do ambiente MATLAB e uma geração automática de relatórios utilizando, por exemplo, LaTeX. É nossa visão que o software seja de acesso livre.

A.H.Ng et.al. (2008) desenvolveram um fantoma de esfera simples para o teste de desempenho de rotina de uma câmara gama de tomografia computorizada de emissão de fotão único (SPECT), para ser utilizado em situações em que o fantoma comercial dispendioso não esteja disponível. A conceção do fantoma de baixo custo baseou-se nos parâmetros comuns medidos com o fantoma comercial; estes parâmetros são a resolução espacial, o contraste e a sensibilidade. A conceção do fantoma doméstico baseou-se na conceção de Perkins et.al. (2007). O fantoma era constituído por uma combinação entre o fantoma de Tomografia Computorizada (TC) do abdómen e um suporte acrílico, tendo sido construído em forma de (L), originalmente concebido com uma matriz circular de cubos cegos para segurar seringas laver lock numa matriz perpendicular. O ângulo entre cada suporte era de 60° e o diâmetro entre dois suportes opostos era de 100 mm. Quando cheias de radioatividade, as seringas formariam uma fonte padrão de radioatividade numa configuração reproduzível, de modo a serem vistas como hastes paralelas durante a reconstrução da imagem. Todas as imagens do fantoma foram obtidas na Universidade da Malásia com uma câmara SPECT de detetor triplo (Philips IRIX, EUA). O tempo de varrimento e a atividade injectada na avaliação do ensaio de desempenho foram recomendados pela NEMA-1 (2001). A esfera foi preenchida com uma gama de concentrações de ^{99m}Tc entre 58 e 101MBqmL^{-1} . O fantoma foi colocado na marquesa e a aquisição SPECT foi efectuada utilizando 120 modos de varrimento contínuo com vistas incrementais de 3° em cada aquisição durante 90 minutos e as imagens foram reconstruídas num computador Odyssey lx utilizando a retroprojeção com filtro para uma matriz de 128X128. Em comparação, o custo do novo fantoma foi de 703 dólares, enquanto o comercial foi de 2050 dólares. A primeira e óbvia diferença entre os fantomas é que o teste da esfera foi concebido para medir a deteção de pontos quentes, ao passo que o fantoma de Jaszczak demonstrou a deteção de pontos frios. O fantoma de Jaszczak exigia uma atividade nominal de 750 MBq ou superior para ser utilizado, enquanto o fantoma de esfera podia ser utilizado com menos de 50% dessa atividade (da ordem dos 370 MBq). O aumento dos volumes das esferas de 0,55 para 2,60 ml resultou num aumento do contrato. No entanto, foi observado um efeito de saturação para um volume mais elevado. Não dispõem de resultados numéricos do teste SPECT essencial, pelo que a comparação dos resultados com os do fantoma de Jaszczak foi reduzida. Este fantoma tem vantagens em termos de resolução espacial, linearidade, uniformidade, contração a quente e a frio, capacidade de deteção de lesões e tamanho do objeto, embora não possa medir o centro de rotação (COR).

Alain Seret (2010) efectuou e avaliou todos os testes de desempenho primários e alguns secundários NEMA-NU1-2001 em duas câmaras Philips Brightview e duas câmaras híbridas com tomografia computorizada (CT) designadas por sistema Philips Brightview XCT, instaladas em 2009 no Instituto de Física da Bélgica. Os materiais utilizados foram quatro câmaras Philips equipadas com um cristal de NaI de 9,5 mm de espessura, 9,28 mm de tamanho de pixel com uma matriz de 64X64 e a atividade utilizada foi medida utilizando o medidor de atividade Veenstra VDC-405. Os testes NEMA primários, bem como a linearidade intrínseca e a sensibilidade do sistema, foram efectuados utilizando ^{99m}Tc com colimador LEHR instalado. O registo espacial de janelas múltiplas foi efectuado com ^{67}Ga numa câmara SPECT-CT. Foram utilizadas as ferramentas de reconstrução de fluxo de jato da Philips para a reconstrução SPECT com reconstrução de retroprojeção filtrada e um filtro de rampa sem corte. Os dados foram processados de acordo com a norma NEMA NU!-2001, utilizando o pacote NEMA do software Philips Pegasus (Brightview) ou EBW (Brightview XCT). O resultado mostrou que o registo espacial da janela múltipla foi de 0,55+/- 1,5 com[67] Ga, a sensibilidade medida foi de 73,5 +/- 1,5 cps/MBq para o colimador LEHR e[99m] Tc, e 94,1 +/- 2.6 cps/MBq para o colimador de média energia e 67Ga, e 47,0 +/- 1,3 cps/MBq para o colimador de alta energia e[131] I. Verificou-se que a relação entre a taxa de contagem de entrada e de saída era estritamente linear até um mínimo de 30 Kcps para todas as cabeças. A taxa de contagem máxima foi de 239,8 +/- 3,3 Kcps e a taxa de contagem observada com 20% de perda foi de 238,8 +/- 4,0 Kcps. A distância média entre as imagens SPECT e CT foi de 1,34 +/- 0,57 mm e a distância máxima entre as diferenças foi de 1,93 +/- 0,58 mm. A resolução espacial em UFOV é de 3,17 mm, a resolução em CFOV FWHM é de 3,12 mm, a linearidade espacial em UFOV é de 0,27, a linearidade espacial em CFOV é de 0,20 mm diferencial. A caraterística mais importante deste estudo foi provavelmente a oportunidade de realizar os testes NEMA em quatro câmaras SPECT localizadas no mesmo departamento de medicina nuclear. De facto, a maioria dos dados NEMA disponíveis na literatura foram obtidos num único sistema. Os parâmetros medidos eram quase idênticos para todos os sistemas testados e a grande maioria das medições estava dentro das especificações do fabricante. As únicas excepções foram alguns dos índices de uniformidade de duas das cabeças, mas uma nova calibração resolveu o problema. Os resultados obtidos para os sistemas híbridos e autónomos foram muito semelhantes.

Andrew Rova et.al (2007) desenvolveram um programa de software para o controlo da qualidade da câmara gama com base na National Manufacture Electric Associations (NEMA). A linguagem de programação selecionada pelos investigadores foi o MATLAB, porque oferece simplicidade de programação e excelentes capacidades de processamento e de representação gráfica de imagens, bem como funcionalidades integradas de imagem e comunicação digital (suporte DICOM). Outra caraterística atractiva do MATLAB é o ambiente de conceção da interface gráfica do utilizador (GUI). Esta ferramenta de desenho da interface do utilizador, que permite arrastar e largar, permite a criação rápida de protótipos da interface do utilizador da aplicação. Além disso, a principal vantagem do MATLAB é que o utilizador pode obter uma cópia do MATLAB para executar ou programar sem complicar os requisitos de licença. Ao instalar o tempo de execução comum gratuito do MATLAB (MCR), qualquer pessoa pode executar o nosso software, mesmo que não possua uma licença para o MATLAB ou para a caixa de ferramentas de processamento de imagens. O MATLAB é utilizado e aceite tanto na indústria como no meio académico, o que dá aos investigadores a confiança de que, apesar de ser uma oferta de uma empresa privada. O MATLAB é uma escolha segura em termos de longevidade e de suporte multiplataformas. O software de controlo da qualidade em medicina nuclear (NMQC) concebido pelos investigadores pode ler informações de imagem e de cabeçalho de ficheiros DICOM, que se tornaram um formato geralmente reconhecido para ficheiros de imagiologia médica, e também suporta o formato interfile, que ainda é utilizado em câmaras de medicina nuclear mais antigas. O princípio básico de conceção do NMQC foi seguir de perto as recomendações (NEMA) relativas ao processamento e análise dos dados. O software NMQC tem capacidade para medir a uniformidade, analisar o perfil, avaliar o centro de rotação, medir a uniformidade tomográfica, analisar as tendências da uniformidade da plaina e realizar uma vasta gama de testes de controlo da qualidade da câmara gama. O software NMQC funciona em Microsoft Windows, Linux, Mac Os X da Apple e Sun Solaris. O software NMQC foi testado em numerosos modelos de câmaras de raios gama, incluindo GE Infinia e Infinia Hawkeys, Soph-GE DST; Philips Forte, Skylight e Vertex; e Siemens Ecam, MS2, MS3, DIACAM, orbiter e Symbia.

Connor et al. (2000) discutiram os parâmetros utilizados para avaliar o controlo de qualidade da câmara gama e os factores que afectam o resultado deste parâmetro. Há um grande número de factores que contribuem para a qualidade final da imagem, incluindo a uniformidade, a resolução (intrínseca e energética), a colimação e o dispositivo de cópia em papel. O parâmetro mais sensível à alteração do desempenho do sistema é a uniformidade do sistema. A alteração da localização do fotopico, o desempenho do tubo multijogador, a energia e a correção da linearidade afectam a uniformidade da imagem. A medição da uniformidade pode ser efectuada intrinsecamente utilizando uma pequena fonte pontual (<100gCi) de^{99m}Tc colocada a uma distância de quatro vezes o campo de visão (FOV) dos detectores, ou pode ser medida extrinsecamente utilizando um disco sólido de^{57}Co ou uma fonte fantasma de plástico contendo uma mistura de^{99m}Tc em água. A desvantagem da medição intrínseca é a remoção do colimador, que pode resultar na fratura do cristal, enquanto a desvantagem da medição extrínseca é o tempo necessário para preparar a fonte e a consequente exposição do técnico à radiação. Todos estes problemas podem ser evitados através de uma preparação cuidadosa da fonte em folha e de uma inspeção de rotina da fonte para verificar se há deformações, fugas ou distorções do plástico. A medição da resolução e/ou linearidade do sistema foi geralmente efectuada semanalmente e pode ser realizada utilizando uma técnica intrínseca ou extrínseca. Para avaliar a resolução espacial da câmara gama, foi desenvolvida ao longo dos anos uma grande variedade de padrões de ensaio. O padrão de teste mais comum é o fantoma de quatro barras quadradas, que representa mais de 80% de todos os padrões de resolução utilizados em medicina nuclear. Os fantomas BRH e Hine Duley também podem ser utilizados para medir a resolução espacial. Na maioria das circunstâncias, a medição intrínseca é preferível à medição extrínseca, mesmo que a intrínseca tenha a desvantagem de implicar riscos para o cristal. De acordo com a experiência dos investigadores, o parâmetro da resolução espacial e da linearidade tende a ser um parâmetro muito estável e permanecerá frequentemente inalterado mesmo na presença de alterações significativas na uniformidade da imagem. O fantoma de barra de 4 quadrantes é o fantoma mais utilizado para a medição da resolução do sistema, mas não é ideal para a avaliação da linearidade do sistema. Por conseguinte, padrões de ensaio como o padrão de orifícios ortogonais ou o fantoma de linhas paralelas com espaçamento igual são preferíveis ao fantoma de quatro quadrantes, uma vez que permitem avaliar tanto a linearidade como a resolução. A agência atómica internacional (IAEA) e a associação nacional de fabricantes de material elétrico (NEMA) apresentaram pormenores relativos a este parâmetro no ano 2001 (NEMA-2001 e IAEA-TECDOC-602), enquanto este trabalho foi apresentado no ano 2000, mas não houve diferenças significativas entre os métodos de uniformidade, linearidade e resolução antes e depois de 2001.

D Minarik et al. (2008) conceberam um fantoma para implementar a simulação de imagens bremsstrahlung no código SIMIND e validar as simulações em relação a medições experimentais, para investigar a qualidade da imagem de imagens clínicas de tomografia computorizada por emissão de fotões únicos (SPECT) bremsstrahlung e para avaliar a precisão quantitativa para fontes em forma de fígado e de tumor, utilizando estudos com fantomas. ^{90}O Y é um metal de terras raras que emite raios beta com uma energia média de 0,935Mev e é utilizado no tratamento de algumas doenças malignas, nomeadamente o linfoma não Hodgkin. A ausência de raios gama é uma desvantagem no cálculo da dose pré-terapêutica. ^{111}O In é quimicamente semelhante ao^{90} Y, mas existem dois problemas associados ao^{111} In quando utilizado para o cálculo da dose pré-terapêutica e para a avaliação pós-terapêutica: o primeiro problema é que o^{111} In livre tem uma biocinética diferente da do^{90} Y livre; o segundo problema é que a contribuição para a imagem do bremsstrahlung gerado pelas partículas β emitidas pelo^{90} Y afecta provavelmente a medição do^{111} In. Se a precisão quantitativa da imagiologia bremsstrahlung for suficientemente exacta, também será possível investigar a consistência das estimativas de dosimetria entre os estudos de^{111} In baseados na pré-terapia e^{90} Y baseados na terapia. Para realizar uma dosimetria específica do doente, é necessário aplicar métodos quantitativos para corrigir a dispersão, a atenuação dos fotões e a degradação da resolução espacial devido à conceção do colimador. Isto pode, até certo ponto, ser feito em imagens de câmara de cintilação planar utilizando o método de visualização conjugada, mas, em geral, é preferível a SPECT. Existem vários problemas associados à utilização de imagens bremsstrahlung em^{90} Y para a obtenção de imagens quantitativas, especialmente quando se utiliza a câmara SPECT, que são o espetro de energia muito complexo e os fotões dispersos pelo doente. Os espectros de bremsstrahlung para água, tecidos moles e osso foram gerados com o programa MCNPX Monte Carlo, simulando uma fonte pontual de^{90} Y localizada no centro de uma esfera, a quantidade de fotões de bremsstrahlung criados foi determinada em função da energia à medida que passavam pela superfície da esfera. Também foi efectuada uma medição com um detetor de germânio de alta pureza (HPGe). Para avaliar a capacidade do programa SIMIND para simular imagens bremsstrahlung exactas, foi efectuada uma comparação entre as medições e as simulações correspondentes, utilizando uma seringa de plástico de 1 ml como uma pequena fonte cilíndrica; a seringa tinha um diâmetro interior de 4 mm, um diâmetro exterior de 6,5 mm e um comprimento de 65 mm, e foi enchida com uma solução de ^{90}Y até um comprimento de 60 mm; foram efectuadas três medições com distâncias fonte-colimador de 10 cm, 20 cm e 30 cm, respetivamente. O sistema de câmara era um sistema híbrido *SPECT/CT* Discovery VH (General Electric Medical Systems, Milwaukee, EUA) com um cristal de NaI (Tl) de 25,4 mm de espessura, a medição foi efectuada com um colimador de alta energia de uso geral (HEGP) e uma janela de energia de 60% centrada em 150 keV. Além disso, os investigadores utilizaram o fantoma de tórax RSD (Radiological Support Services Inc., Long Beach, CA) com atividade uniformemente distribuída na inserção do fígado, as medições foram efectuadas sem atividade de fundo e com um rácio de atividade fígado/fundo de 10:1. Foram também efectuadas medições utilizando um fantoma elíptico de água (Data Spectrum Inc., Hillsborough, NC) com atividade preenchida numa esfera com um diâmetro interior de 60 mm sem atividade de fundo, tendo sido aplicadas as mesmas definições de colimador e de janela de energia que foram utilizadas para a medição com seringa. Além disso, a sensibilidade da câmara foi medida utilizando uma placa de Petri com uma fina camada de ^{90}Y com uma atividade de 104 MBq. Também foram realizadas imagens de um doente real já tratado com ^{90}Y utilizando a câmara SPECT/CT. Todas as imagens foram reconstruídas utilizando o programa desenvolvido por Frey et al. O resultado deste estudo mostrou que o número percentual de fotões bremsstrahlung emitidos por decaimento foi de 2,20. 2,23 e 4,39% para energias de 50KeV até à energia máxima do eletrão. A largura total a meio máximo (FWHM) foi de 13,8, 18,3 e 23,8 mm para 10, 20 e 30 cm, respetivamente, e a largura total a dez máximos (FWTM) foi de 26,6, 33,7 e 42,5 mm para 10, 20 e 30 cm, respetivamente.

E.Porras et.al. (2002) desenvolveram e testaram clinicamente uma câmara gama pequena, portátil e de baixo custo para aplicações médicas. A mini-câmara gama tem uma dimensão total de 95 mm de diâmetro e 240 mm de comprimento, e um peso total de 3 kg. A pequena dimensão e o peso reduzido garantem a mobilidade do sistema, que foi um dos pontos-chave do projeto do investigador. A câmara foi optimizada para a emissão de ^{99m}Tc a 140KeV. A câmara é composta por um colimador, um cristal cintilador circular acoplado a um tubo fotomultiplicador sensível à posição (PSPMTs). O colimador é constituído por orifícios hexagonais paralelos (orifícios de 1,2 mm de diâmetro, 0,2 mm de espessura do septo e 35 mm de comprimento), proporcionando cerca de $120^{\text{cpm/}\mu\text{Ci}}$ de eficiência geométrica nominal. O cristal de cintilação utilizado tem uma dimensão de 51 mm e é fabricado em CsI (Na) com um espaço de entrada pintado de branco e um bordo preto. Foi utilizado o pacote Geant-3 e Detect 2000. O tubo fotomultiplicador utilizado foi o Hamamatsu R2486 PSPMT que permite a aquisição de informação bidimensional fornecendo 4 sinais (2X + 2Y) e tem uma área efectiva de 50 mm de diâmetro. Foram efectuadas medições físicas de acordo com a National Electrical Manufacture

Association (NEMA) para avaliar o desempenho da câmara. Os investigadores adaptaram o protocolo NEMA para ser útil para a mini-câmara gama porque o protocolo NEMA foi desenvolvido para ser utilizado em grandes sistemas. As fontes utilizadas incluem uma fonte pontual de 2 mm de diâmetro, uma fonte de tubo capilar de 2 mm e uma placa de Petri de plástico de 6 cm de diâmetro para uma fonte de inundação uniforme. A resolução espacial intrínseca foi medida como largura total a meio máximo (FWHM) para o campo de visão útil (UFOV) (2,2 mm) e o campo de visão central (CFOV) (1,6 mm), enquanto a resolução espacial extrínseca foi medida com dispersão (4,2 mm) e sem dispersão (3,2 mm). A linearidade diferencial é de 0,2 e 0,1 mm, a linearidade absoluta é de 1,3 e 1,1, a uniformidade absoluta intrínseca é de 93,6% e 41,3% e a atividade absoluta extrínseca é de 73,1% e 49,9% para UFOV e CFOV, respetivamente. A resolução energética do sistema é de 12,8% a 140KeV. A sensibilidade da plaina do sistema é de 104,7. O tempo morto do sistema $^{cpm/\mu Ci}$ é 26.6µs. . O resultado mostrou que não houve variações dependendo da orientação da fenda, mas, como o investigador esperava, os melhores valores são obtidos no CFOV. O investigador utilizou o MLPE como método de reconstrução porque funciona bem quando se utiliza um colimador de orifícios paralelos e, além disso, permite a reconstrução em tempo real. Foi realizado um teste clínico num fantoma da tiroide utilizando^{99m} Tc com uma atividade total de 200µ('í, que mostrou que o sistema produziu imagens de alta qualidade de uma tiroide real com a dose habitual (2mCi) em cerca de 10 minutos.

Elshemey et.al (2013) avaliaram o efeito da radiação de dispersão no desempenho da câmara gama, especialmente a sensibilidade extrínseca e a eficiência de contagem, utilizando um fantoma caseiro especialmente concebido para o efeito. Foi construído um fantoma cilíndrico em acrílico, fornecendo uma distribuição cilíndrica de^{99m} Tc, feito de Perspex e vidro com um diâmetro de 0,32 mm, uma altura de 0,25 mm e uma espessura de 25 mm. A câmara gama utilizada foi a Symbia SPECT/CT, Siemens, Alemanha, com um colimador de uso geral de orifícios paralelos de baixa energia e 59 tubos fotomultiplicadores, a espessura do cristal era de 9,9 mm. O fantoma foi preenchido com água até 12 mm e, em seguida, foi injetado^{99m} Tc com uma atividade de 0,2=+/-0,01GBq. O espetro de energia foi então adquirido em diferentes níveis de fonte 50, 100, 150 e 200 mm. Apenas uma cabeça (virada para o teto) da câmara de cabeça dupla foi utilizada na aquisição do espetro de energia. A fração dispersa foi calculada a partir do espetro de energia. A forma do fotopico a 140KeV não se altera visivelmente com a espessura da fonte, mas verifica-se um aumento gradual da energia do fotão disperso (133-153 Kev) devido ao aumento da probabilidade de dispersão múltipla do fotão no interior de uma fonte mais espessa. A fração de dispersão aumentou com o aumento da espessura da fonte, de 0,29 para 22,96. Uma diminuição da sensibilidade extrínseca calculada, de 121,36 para 49,58 contagens/s GBq a SDD % 0,7 m, com uma incerteza que varia entre 0,23 e 0,09 contagens/s

GBq, respetivamente, com a espessura da fonte cheia (de 12 a 200 mm) a diferentes distâncias fonte-detetor (de SDD % 0,7 a 1,1 m). Com o aumento da distância fonte-detetor, a sensibilidade extrínseca diminui (por exemplo, de 121,36 para 118,77 contagens/s GBq com uma espessura de fonte de 12% de mm). A redução da sensibilidade extrínseca com o aumento do SDD é significativa, para além das incertezas. Por exemplo, a uma espessura de fonte de inundação de 12 mm, os valores de sensibilidade extrínseca foram 121,29, 119,99 e 118,73 contagens/s GBq, enquanto as incertezas foram 0,23, 0,1 e 0,15 contagens/s GBq para SDD % 0,7, 0,9 e 1,1 m, respetivamente. Os resultados acima indicam que um aumento do SDD está associado a um aumento da eficiência extrínseca; e a uma diminuição da sensibilidade extrínseca tanto da eficiência extrínseca como da sensibilidade extrínseca Vs SDD para H% 12 e 200 mm, respetivamente. Os resultados deste trabalho indicam que, em vez de efetuar o controlo de qualidade da câmara gama utilizando a fonte de inundação fina comum, seria provavelmente mais realista utilizar uma fonte mais espessa. Uma fonte deste tipo tem em conta o efeito da radiação dispersa que se verifica praticamente quando um doente é fotografado com uma câmara gama. Mostra também que uma distância fonte-detetor igual a $0,967+/- 9\text{X}10^{-3}$ m representa um compromisso possível para o cálculo da sensibilidade extrínseca em áreas de eficiência de contagem capaz em testes de GQ de câmaras gama.

Fernanda Carla et.al. (2010) projetaram e desenvolveram um phantom hepático que possui artefatos que simulam nódulos e apresentam diferentes quantidades, localização e tamanho e também pode ser montado sem a introdução de nódulos. O objetivo deste estudo foi desenvolver um fantoma hepático para controlo de qualidade e formação em medicina nuclear, podendo também ser utilizado especificamente no teste de resolução espacial da câmara gama, permitindo ainda a simulação de experiências para avaliar alterações na imagem provocadas pela variação da distância da fonte e para auxiliar na escolha do tamanho da matriz de imagem e na seleção do sistema de janela de energia ideal na aquisição de imagem. A conceção deste simulador de fígado baseou-se em modelos já utilizados em medicina nuclear, nomeadamente, o simulador de multi-contraste/resolução e o simulador de Jaszczak. O fantoma é constituído por três placas de acrílico de 28cm -30 cm -2 cm e uma placa de acrílico de 28cm-30 cm-5 cm, oca no centro e com a geometria de um fígado adulto. A espessura final do fantoma de fígado é de 9,0 cm. Para os testes, o investigador utilizou duas câmaras gama, a Elscint SP4 e a Milleniuns MG. As simulações foram realizadas com^{99m} Tc diluído em água. As imagens para a análise da cintilografia hepática simulada foram obtidas utilizando um detetor localizado a 5cm da superfície anterior do fantoma. Utilizando uma matriz de tamanho 32 _ 32 não foi possível obter imagens de diagnóstico. Quanto maior a janela de energia, maior a perda de resolução espacial devido à deteção de uma maior quantidade de radiação difusa, impossibilitando a observação dos nódulos incluídos no fantoma. As imagens obtidas com uma matriz 64-64 e uma janela de energia de 5% permitiram a visualização de sete dos 32 nódulos. As imagens obtidas com uma janela de energia maior que 5% apresentaram maior perda de resolução com consequente redução dos nódulos visualizados. Utilizando uma matriz de imagem de 128 -128 pixels com qualquer janela de aquisição, foi possível visualizar nódulos a partir de 12,7mm de diâmetro, porém a qualidade da imagem foi ruim. As melhores imagens foram obtidas com um tamanho de matriz de 256-256; a visualização de nódulos com deteção adequada foi possível com janelas de energia de 10 e 15%. Não é digno de nota que, à medida que a largura da janela de energia aumentou, o tempo de aquisição diminuiu e foi observada uma dispersão Compton mais alargada. Ao aumentar o tempo de aquisição da imagem de 1 para 4 min, obviamente a resolução melhora, mesmo com imagens adquiridas com 100 ou 250 kcpm. No entanto, este aumento causa desconforto aos doentes, uma vez que têm de permanecer imobilizados durante mais tempo. Os resultados obtidos para o phantom com nódulos com zoom de 1,1,3,1,5 e 2,0 utilizaram a mesma matriz de 256 _256 em cada imagem. A melhor resolução foi obtida com o zoom de 1,3.

Freek J Beekman et al. (2005) desenvolveram uma câmara gama com dispositivos de carga acoplada (CCD) para avaliar o desempenho de um novo dispositivo. O EMCCD utilizado neste trabalho é o CCD65 da E2V Technologies. É um dispositivo com iluminação frontal, com 288 linhas e 576 pixels por linha, e tem uma área ativa de 11,52 mm x 8,64 mm (tamanho de pixel de 20 μm x 30 μm). Para reduzir a corrente escura, o EMCCD é arrefecido a -50 °C, utilizando um elemento Peltier. O investigador utilizou um módulo cintilador microcolunar de 1000 μm de espessura (CsI (Tl) FOS da Hamamatsu, tipo no. J6671), constituído por agulhas estreitas de CsI (Tl) (com alguns μ m de largura), cultivadas numa placa frontal de fibra ótica com 3 mm de espessura e fibras com um diâmetro de 6 μ m, este módulo de cintilação foi acoplado diretamente à janela de fibra ótica do CCD com massa ótica; na outra configuração, foi inserido um cone de fibra ótica com uma relação de cone de 2,1:1 entre o módulo de cintilação e o EMCCD, a fim de aumentar a área ativa da câmara. A placa eletrónica que conduz e lê o CCD está ligada a uma placa que contém um processador de sinal digital (DSP). O DSP executa um algoritmo eficiente de contagem de fotões que detecta e localiza eventos de cintilação em tempo real, analisando 50 imagens completas do CCD por segundo. Foram efectuadas medições de resolução espacial para uma fonte de Tc-99m (140 keV, 37 MBq) e uma fonte de I-125 (cerca de 30 keV, 37 MBq) utilizando duas lâminas de tungsténio separadas por uma fenda estreita (30 μ m de largura). Foram registados os espectros de energia do I-125 e do Tc-99m, bem como um espetro de ruído de fundo. A influência do número de eventos de cintilação ("taxa de contagem real") na taxa de contagem medida foi determinada colocando uma fonte pontual de Tc-99m a uma distância de 28 mm do CCD. Uma placa de chumbo com um orifício de 2 mm no centro foi colocada em frente do CCD. Foram obtidas diferentes intensidades de fonte por decaimento natural. A atividade máxima foi de 33 MBq e a "taxa de contagem real" foi estimada através da adaptação de uma linha à parte reta da curva que é medida a baixas taxas de contagem (30-230 contagens cm-2 s-1). O resultado

deste estudo determinou que a largura total a meio máximo (FWHM) do 99mTc era de *342μ* m e de
$270 \mu m$ para o 125I, enquanto a largura total a dez máximos era de 1123 μ m para o 99mTc e de *778μ*
m para o 125I. a resolução energética foi estimada em 24% FWHM (33 keV) para o Tc-99m e 133%
(36 keV) para o I-125, os efeitos que um aumento da taxa de eventos tem sobre a fração de flashes de
cintilação que podem ser detectados, a taxas de eventos inferiores a algumas centenas de contagens
cm-2 s-1, o número de eventos detectados aumenta quase linearmente com a taxa uniforme
verdadeira, para a Tomografia Computorizada de Emissão de Fotão Único (SPECT) em que o número
de contagens detectadas não excede 1000 contagens, o investigador estima que as perdas de contagem
são apenas 2.1% e 3,8% a taxas de contagem de 500 contagens cm-2 s-1 e 600 contagens cm-2 s-1,
respetivamente, sendo que os efeitos da taxa de contagem ocorrem a taxas de eventos muito mais
elevadas. As perdas de contagem a taxas de eventos elevadas podem ser explicadas pela sobreposição
de flashes de luz que ocorrem nas imagens CCD. O número de interacções de fotões detectadas para
a janela de 35% (140 ± 25 keV) nas curvas I-IV é de 216, 1023, 2090 e 2623 contagens cm-2 s-1,
respetivamente.

Hosang et.al. (2008) determinaram a eficiência quântica de deteção (DQE) de uma pequena câmara
gama com três orifícios (1, 2 e 4 mm de diâmetro) e um colimador de abertura codificada (matriz
redundante de uniformidade (URA), 286 orifícios, diâmetro de orifício de 2 mm), utilizando a função
de transferência de modulação (MTF), o espetro de potência de ruído normalizado (NNPS) e a relação
sinal/ruído de entrada (SNR). O investigador utilizou uma pequena câmara gama que consiste num
cristal de cintilação CsI (Na) (100 mm de diâmetro, 3 mm de espessura), um PSPMT (Hamamatsu
R3292) com grelha 28-X e 28-Y. O sinal do PSPMT foi amplificado e digitalizado com ADC. Foram
utilizados três pinhole com 1, 2 e 4 mm de diâmetro. A abertura codificada utilizada foi uma matriz
uniformemente redundante (URA) concebida por Fennimore e Cannon. O MTF foi medido utilizando
uma fonte linear de 99mTc com 1 mm de diâmetro. O NNPS foi medido com uma fonte plana (1 mm
de espessura e 50 mm de diâmetro), a atividade na fonte plana era de 8mCi de^{99m} Tc no início do
estudo. O DQE foi calculado com a SNR2 de entrada definida como o número de fotões incidentes
no colimador. O ângulo sólido entre a fonte plana e o colimador foi utilizado para calcular o valor da
SNR2 de entrada, dado aproximadamente 3,75E+6 fotões incidentes por cm2 para todos os orifícios.
No caso da URA, o investigador reduziu o tempo de recolha para escapar à saturação. Assim, 4,69E+5
fotões incidiram na superfície do colimador da URA. O valor MTF para o pinhole de 1mm é de 0,93
a 0,6 lp/cm e 0,74 a 1,2 lp/cm; para o pinhole de 2mm: 0,88 a 0,6 lp/cm e 0,58 a 1,2 lp/cm; para o
pinhole de 4mm:
0,77 a 0,6 lp/cm e 0,31 a 1,2 lp/cm; para URA: 0,84 a 0,6 lp/cm e 0,48 a 1,2 lp/cm. A resolução
espacial foi inversamente proporcional ao diâmetro do orifício. Embora o diâmetro de cada orifício

da URA seja de 2 mm, observou-se que a resolução espacial da URA era equivalente à do orifício de 3 mm de diâmetro. A diminuição da MTF foi causada pelo efeito de dispersão em muitos orifícios, URA. Os valores de DQE da URA foram muito mais elevados do que os de todos os pinholes. O rácio DQE da URA em relação ao orifício de 2 mm era de cerca de 8,1 na frequência espacial zero. Embora os valores MTF da URA fossem um pouco inferiores aos da URA teórica, os valores DQE mais elevados eram dados por níveis de ruído muito baixos. A determinação da DQE com MTF e NNPS permite ao investigador verificar a qualidade total do sistema de câmara gama de forma quantitativa e eficaz. Além disso, o DQE pode ser um parâmetro de projeto útil para o desenvolvimento de sistemas de imagens gama.

Hosang et.al. (2009) utilizaram a função de transferência de modulação (MTF) e o espetro de potência de ruído normalizado (NNPS) em vez da calda NEMA convencional na avaliação do desempenho de uma pequena câmara gama com colimador de pinhole variável utilizando a simulação de Monte Carlo. Para a aquisição da imagem gama simulada, a pequena câmara gama utilizada pelo investigador foi descrita pelo código MCNP. A energia da fonte de raios gama foi de 140KeV, que é a energia do 99mTc. O investigador utilizou dois tipos de geometria de fonte de acordo com a norma NEMA, um é um cilindro (30mm de comprimento; 1mm de diâmetro), para a aquisição de funções de espalhamento de linha. A outra é um disco (50mm de diâmetro; 1mm de espessura), para a aquisição de imagens de fluxo uniforme. Foram simulados sete colimadores com orifícios de 1,0, 1,5, 2,0, 2,5, 3,0, 3,5 e 4,0 mm de diâmetro, utilizando material de chumbo com 3 mm de espessura. Os valores de FWHM foram medidos em sete imagens de linha, de acordo com a norma NEMA, utilizando a aquisição da função de dispersão de linhas (LSF) e o cálculo da MTF. A sensibilidade e a uniformidade diferencial foram medidas em sete imagens de inundação uniforme, de acordo com a norma NEMA, utilizando a definição da região de interesse (ROI), a normalização, o cálculo 2D NNPS e o cálculo 1 D NNPS. A MTF foi inversamente proporcional à FWHM com um coeficiente de correlação de 0,995. A resolução espacial foi descrita pelo valor da MTF do sistema de câmara gama para o pinhole de 1 mm é de 0,43 a 1 p/cm, 0,15 p/cm, 2 mm é de 0,40 a 1 p/cm, 0,12 a 1,5 p/cm, 0,28 a p/cm e 0,02 a 1,5 p/cm. A média da diferença da MTF entre 1 e 1,5 p/cm foi de 0,27 entre sete colimadores de pinhole. O NNPS foi diretamente proporcional a uma das sensibilidades com um coeficiente de correlação de Pearson de 0,993. Os valores de NNPS para o pinhole de 1 mm são 6,83E_4 a 1 1p/cm e 2,22E_4 a 1,5 1p/cm, para o pinhole de 2 mm são 8,47 E-5 a 1lp/cm e 4,44 E_5 a 1,5 1p/cm e para o pinhole de 4 mm são 1,14E-5 a 1lp/cm e 4,64E_6 a 1,5lp/cm. A uniformidade espacial do sistema de câmara gama está basicamente relacionada com as flutuações de dados pixel a pixel dos dados da imagem de saída. Uma vez que a sensibilidade e a uniformidade diferencial apenas reflectem a flutuação estatística e a diferença dos dados de dois pixels, toda a avaliação da uniformidade espacial foi dada apenas pelo NNPS. Neste estudo, os investigadores verificaram que a resolução espacial de uma câmara gama pode ser avaliada pelo MTF em função da frequência espacial. O NNPS do sistema de câmara gama permite ao investigador verificar a qualidade total da uniformidade espacial.

Islamian et al. (2012) simularam um fantoma Jaszczak de controlo de qualidade utilizando o SIMIND Monte Carlo e adicionaram o fantoma como acessório ao programa. O investigador utilizou o programa de simulação SIMIND Monte Carlo, que está bem estabelecido para SPECT com fotões de baixa energia para física fotónica e outras aplicações; o programa pode ser descarregado gratuitamente a partir do sítio relacionado: www.radfys.lu.se/simind, este programa foi originalmente concebido para a calibração de contadores de corpo inteiro, mas rapidamente evoluiu para simular câmaras de cintilação. Atualmente, está disponível em Fortran-90 e pode ser executado nas principais plataformas informáticas, incluindo PCs., SPECT Jaszczak phantom Deluxe, que foi especialmente concebido para a câmara de alta resolução, o phantom foi construído a partir de material Plexiglas e é constituído por seis esferas com diâmetros diferentes (9,5, 12,7, 19,1, 15,9, 25,4 e 31,8) e 148 hastes (4,8, 6,4, 7,9, 9,5, 11,1 e 12,7 mm) utilizadas para o teste de aceitação das medições e o controlo de qualidade de rotina da câmara SPECT. A câmara utilizada neste estudo foi a E-Cam TM, Siemens Medical System. O fantoma foi preenchido com 370 MBq^{99m} Tc e a imagem foi adquirida utilizando uma matriz de 128 X 128, 128 vistas, fator de zoom de 1,23, tamanho de pixel de 3,9 mm e as imagens foram reconstruídas utilizando o filtro Butterworth. O código SIMIND Monte Carlo simulou a imagem reconstruída SPECT do modelo Deluxe do fantoma SPECT Jaszczak. As qualidades da imagem produzida foram comparadas em termos de contraste de imagem e resolução espacial. O contrato de imagem foi calculado de acordo com os métodos descritos por Toossi et al. (2010). O contrato de imagem do fantoma de experiência a frio é de 0,77, 0,62, 0,57, 0,37, 0,19 e 0,13 para diâmetros de esfera de 31,8, 25,4, 19,1, 15,9, 12,7 e 9,5 mm, respetivamente, enquanto o contrato de imagem para simulação a frio foi de 0,66, 0,52, 0,48, 0,40, 0,23 e 0,20 para 31,8, 25,4, 19,1, 15,9, 12,7 e 9,5 mm, respetivamente. A resolução espacial reconstruída de ambos os SPECTs foi quase igual a 9,5 mm. A implementação do programa SIMIND Monte Carlo com o ficheiro do fantoma Jaszczak executável e também com o ficheiro de entrada relacionado pode ser considerada uma vantagem, do ponto de vista da poupança de tempo e da flexibilidade, para aqueles que pretendem planear um estudo de simulação SPECT com o fantoma. Os investigadores sugerem também que o mesmo fantoma seja utilizado para a avaliação simples de imagens de TC de raios X e para a avaliação do desvio de imagem para sistemas SPECT/CT e PET/CT. A implementação de um simulador deste tipo deverá permitir uma comparação adequada da avaliação do desempenho da imagem SPECT mais extensivamente praticável por sistemas experimentais e simulados. Neste trabalho, o investigador utilizou aquisições de contagem elevada que resultam num ligeiro artefacto em anel na imagem esférica, mas este artefacto não era visível nas estatísticas de contagem dos estudos clínicos comuns.

Staden et al (2007) conceberam e testaram um fantoma de controlo de qualidade para a câmara gama utilizando uma impressora a jato de tinta normal. A tinta utilizada para imprimir os fantomas foi obtida adicionando uma solução bem misturada de tinta preta e pertecnetato de[99m] Tc ao cartucho de uma impressora a jato de tinta da Hewlett-Packard (HP1220C). O cartucho foi ligeiramente modificado, adicionando um parafuso de plástico hermeticamente fechado para facilitar o enchimento do cartucho, a distribuição foi então impressa em papel (80 g m[-2]) utilizando a tinta radioactiva, todos os fantomas radioactivos foram colocados numa bainha de plástico para evitar que causassem qualquer possível contaminação, a imagiologia foi realizada com uma câmara GE 400AT Starcam (General Electric Medical Systems, Milwaukee) equipada com um colimador de baixa energia para todos os fins (LEAP) e software de aquisição IM512P (Alfanuclear SAIYC, Buenos Aires). Foi medida a quantidade de tinta depositada por unidade de área e a quantidade de atividade adicionada ao fantoma. A uniformidade da câmara foi determinada através da medição da uniformidade integral (IU) e da uniformidade diferencial (DU) para cinco fontes de inundação radioactiva impressas com depósito de 1200MBq[99m] Tc em cada folha e utilizando um tamanho de matriz de 64X64. Para efeitos de comparação, a uniformidade da câmara foi também determinada utilizando o protocolo da National Electric Manufacture Association (NEMA2001) com a fonte de inundação[57] Co e foram medidas a (IU) e a (DU). A resolução espacial do sistema foi avaliada utilizando duas linhas (1 mm de espessura) impressas a 10 cm de distância uma da outra e duas outras impressas perpendicularmente à primeira, o papel foi fotografado a 10 cm de distância do detetor com uma matriz de 512X512. Também para comparação, a resolução da câmara foi avaliada utilizando o protocolo NEMA2001 com dois tubos capilares e, além disso, foi utilizado o fantoma de barra de quatro quadrantes para avaliar a resolução da câmara. Os resultados deste estudo mostraram que a (IU) e a (DU) obtidas com o método NEMA ([57] Co) para o campo de visão útil (UFOV) foram de 4,11 e 2,68%, respetivamente, a IU do campo de visão central (CFOV) foi de 2,10%, enquanto a IU do CFOV para a fonte impressa foi de 2,29+/-0,67%, a DU média da fonte[57] Co foi de 1,50% e para a fonte impressa de 1,50+/-0,23%. A média da largura total a meio máximo (FWHM) do fantoma impresso foi de 10,1 e a do fantoma NEMA foi de 10,5, enquanto a média da largura total a dez máximos (FWTM) foi de 17,7 para a fonte impressa e de 18,3 para a fonte NEMA. As duas imagens do fantoma de barra eram visualmente muito semelhantes. Mesmo com a ligeira diferença entre o resultado do fantoma impresso e o do NEMA, os resultados continuaram a ser aceitáveis quando comparados com os valores aceites dos protocolos NEMA.

Lees et al. (2011) desenvolveram pequenas câmaras gama com base na tecnologia de dispositivos de carga acoplada (CCD) revestidos com cintiladores, originalmente desenvolvida para utilização na astronomia de raios X. A presente comunicação descreve o desenvolvimento de um protótipo de mini-câmara gama de alta resolução e pequeno campo de visão, que seria muito adequado para a imagiologia intra-operatória. Este novo tipo de câmara gama foi concebido para oferecer imagens de alta resolução espacial (1 mm, utilizando um colimador de orifício), adequadas para aplicações médicas e veterinárias, e é constituído por um CCD, um cintilador de CsI(Tl) e um colimador de orifício, sendo a distância entre o CCD e o orifício fixada em 10 mm. A distância entre o orifício e o objeto que está a ser fotografado determina a demagnificação no CCD. A blindagem de chumbo em torno dos lados e da parte de trás do invólucro do detetor minimiza a degradação da imagem devido à dispersão de fotões e à radiação de fundo. Foi utilizado um colimador de orifício único, tendo sido fabricados dois colimadores, com orifícios de 0,5 mm e 1,0 mm de diâmetro (Ultimate Metals) a partir de discos de tungsténio, com 6 mm de espessura e 45 mm de diâmetro, cada um com um ângulo de aceitação de 60 graus. Como parte do desenvolvimento de uma nova câmara, um cintilador colunar de CsI (Tl) (600 mm de espessura num substrato de carbono amorfo) da Hamamatsu foi acoplado diretamente ao CCD com massa ótica da Dow Corning. A Mini Câmara de Raios Gama (MGRC) foi concebida para ser sensível na gama de energias 20-140 keV. O CCD foi arrefecido utilizando um dispositivo termoelétrico Melcor com um dissipador de calor de ar forçado com alhetas, sendo a caixa da câmara evacuada para evitar a condensação no CCD. A temperatura de funcionamento do dispositivo foi de aproximadamente -10°C. Os fotões gerados no cintilador pelos raios gama são recolhidos no CCD e convertidos em carga na área da imagem durante o período de integração. Esta carga é transferida para as secções de armazenamento e depois para o registo de leitura. Após a transferência através do registo de leitura, a carga é multiplicada no registo de ganho antes de ser convertida em tensão por um amplificador de saída de sinal grande. O software utilizado nesta nova câmara foi combinado a partir de diferentes algoritmos, nomeadamente algoritmos multi-escala, seleção automática de escala e teoria ScaleSpace, e é utilizado numa vasta gama de aplicações de análise de imagem: deteção de nódulos pulmonares, quantificação de paisagens complexas e análise de manchas. A resolução espacial resultante da MGRC foi inferior a 1 mm após a medição da largura total a meio máximo (FWHM). No caso de um doente real a quem foram injetados 600MBq^{99m} Tc-HDP, a atividade indicada foi da ordem dos 200kBq na área fotografada, o que equivale a cerca de 0,03% da quantidade de atividade inicialmente administrada ao doente 3 horas antes, uma vez que isto representa uma taxa de contagem relativamente baixa, pode observar-se alguma atividade de fundo em torno da captação devido à dispersão de fotões provenientes do corpo do doente, o que pode dever-se à blindagem insuficiente em torno do corpo da câmara. No final, a utilização destes pequenos sistemas de sondas altamente colimadas para aplicações intra-operatórias e de cuidados intensivos. Estes sistemas têm sido utilizados numa vasta gama de aplicações, com especial ênfase na identificação da absorção de radiofármacos em tumores durante operações cirúrgicas. Ao injetar um radiofármaco que se concentra seletivamente no tecido tumoral, é possível identificar os locais de maior captação de radioatividade. Isto permite ao cirurgião identificar a captação focal do marcador nas lesões, ajudando assim a identificar os tecidos que necessitam de remoção cirúrgica.

John et.al (2011) Avaliou a uniformidade intrínseca da câmara gama num país em desenvolvimento com um ambiente de fornecimento de energia instável. A câmara utilizada neste estudo foi o sistema SPET Siemens e.cam (série de assinatura) com cabeça única (Siemens Medical Solutions U.S.A, Inc.) que foi instalado no centro (Nigéria) em março de 2006. A configuração da câmara para o teste de uniformidade de inundação é a indicada na Figura 1. Foi utilizada uma fonte pontual de pertecnetato de tecnécio-99m (^{99m} TcO-4) com uma atividade que variava entre 0,74MBq e 3,7MBq de cada vez que o teste era realizado. Colocou-se um pequeno pedaço de algodão no frasco e colocaram-se gotas de^{99m} TcO-4 no algodão, tentando não exceder a capacidade de saturação do algodão. O colimador foi retirado e o detetor foi totalmente retraído com a gantry rodada de modo a que o detetor estivesse a 0° C. O suporte da fonte integrada foi estendido da sua posição de armazenamento na base traseira e puxado até que o suporte da fonte estivesse aproximadamente centrado. A fonte pontual preparada na ampola foi fixada, com a extremidade tapada da ampola, no suporte da fonte, certificando-se de que a ponta de algodão com a atividade estava aproximadamente centrada acima do detetor. Foram adquiridas trinta milhões de contagens utilizando uma matriz de 1024X1024 e um fator de zoom de 1,0 (estes parâmetros foram automaticamente predefinidos pela câmara) depois de a câmara ter atingido o pico para^{99m} Tc, ou seja, a sua janela de discriminação de energia foi ajustada de modo a centrar-se no pico fotográfico de^{99m} Tc. Os investigadores obtiveram 143 leituras da uniformidade intrínseca da câmara e os resultados mostraram que a uniformidade integral para o CFOV se situava entre 3,43% e 1,49%, contra o valor do ensaio de aceitação de 3,29%, enquanto a uniformidade integral para o UFOV se situava entre 4,51% e 1,9%, contra 5,21% para o ensaio de aceitação. A uniformidade diferencial para o CFOV teve valores entre 1,99% e 1,04% contra o valor do teste de aceitação de 2,25%, enquanto a do UFOV teve valores entre 2,84% e 1,23% contra 2,63% para o teste de aceitação. O tempo mais curto em que a câmara esteve ligada antes da realização do teste de uniformidade intrínseca de inundação foi de 15 minutos e o teste produziu uma uniformidade de inundação de 2,27% e 2,32% para a uniformidade integral para CFOV e UFOV, respetivamente. A uniformidade diferencial para o mesmo ensaio foi de 1,34% e 1,34%, respetivamente para o CFOV e o UFOV. Estes resultados mostraram que a uniformidade da câmara gama nestas condições está dentro de um intervalo aceitável para a obtenção de imagens planas e SPET.

Kazuki et.al. (2008) desenvolveram uma câmara Compton de rastreio de electrões transportada por balão. Câmara Compton de rastreio de electrões para astronomia de raios gama sub-MeV a MeV. O investigador utilizou uma câmara de cintilação composta por um tubo fotomultiplicador Hamamatsu sensível a múltiplos ânodos de 64 canais (OSPMT-H8500), uma matriz de cintiladores pixelados

(PSA) e um cristal GSO (Ce) (GD2siO5.Ce) que tem a vantagem de ter um espaço morto muito menor e uma área efectiva maior. Além disso, foi utilizado um sistema de leitura com baixo consumo de energia (< 2W/64chanel) porque os investigadores precisam de 108 câmaras de cintilação correspondentes a 6912 canais. O sistema de leitura utilizado foi o ASIC chips, VA32-HDR11 produzido pela IDEAS com 147mW/64chanel e uma gama dinâmica de 35pC. O investigador irradiou o GSO(Ce)PSA com raios gama de 662KeV de uma fonte de 137Cs de 1 MBq a uma distância de 30cm. Para a calibração da energia, foram também utilizadas diferentes fontes de energia, incluindo 54Mn, 57Co, 22Na e 133Ba. Os investigadores investigaram a relação entre a resistência e o fator de atenuação. O resultado da relação entre o ganho mínimo e o ganho máximo do valor de pico de 662KeV é de 1:1,9 +/- 0,3 (RMS), e a relação medida com a placa atenuadora é de 1:1,6 +/- 0,1, enquanto a resolução de energia a 662 KeV é de 10,6% FWHM. Estes valores são ajustados a DE/E(FWHM)10,670,6(E/662 $^{1/4}$ [keV])_0,4970,03, em que os parâmetros de ajuste são dados com erros RMS na gama de 31 a 835 keV. A gama dinâmica de energia mensurável do sistema é de cerca de 30-900 keV em todos os 64 pixéis. Estes resultados mostram que o sistema da câmara de cintilação com a placa atenuadora tem um desempenho adequado com uma boa resolução de energia e uma vasta gama dinâmica com baixo consumo de energia. Em consequência, o investigador obteve boas resoluções de energia e de posição e uma ampla gama dinâmica de energia da câmara de cintilação com baixo consumo de energia. O desempenho do sistema é suficiente para ser utilizado como câmara de raios gama de dispersão Compton em experiências com balões. Temos estado a construir uma câmara Compton para ser utilizada com este sistema e a testar o seu desempenho.

Koike et al. (2011) desenvolveram um protótipo de câmara de raios gama gasosos com um multiplicador de electrões de gás (GEM) para aplicações médicas, a fim de aumentar a resolução espacial da antiga câmara de raiva. O sistema é composto por três dispositivos: um detetor, um hub Ethernet e um PC. O detetor é constituído por uma câmara GEM e por uma eletrónica de leitura integrada. A câmara GEM, que consiste em três partes: um conversor, um amplificador e um componente de leitura. O conversor de raios gama é constituído por quatro folhas GEM banhadas a ouro e um cátodo banhado a ouro. Cada conversor converte os raios gama recebidos em electrões. Ambas as superfícies da folha GEM são revestidas a ouro, com o qual os raios gama interagem facilmente devido ao seu elevado número atómico. Foi utilizado um polímero de cristais líquidos (LCP). A eletrónica de leitura está integrada no detetor e ligada a um PC através de uma ligação Ethernet. Todos os sinais das tiras de leitura são processados e transferidos para o PC como dados de eventos. O módulo de leitura é composto por um ASIC e um FPGA. O ASIC processa sinais analógicos e a FPGA processa sinais digitais. O investigador desenvolveu um programa de aplicação simples para a aquisição de dados; o programa corre no sistema operativo Linux e tem várias interfaces gráficas de utilizador (GUI). Para testar o desempenho do novo protótipo de câmara, o investigador efectuou várias medições utilizando um fantoma preenchido com^{99m}Tc (141 keV) como fonte radioactiva. Nas medições com colimador de orifício, as distâncias entre a fonte radioactiva e o colimador e entre o colimador e o detetor eram ambas de 100 mm, respetivamente, e a imagem foi obtida com um colimador de orifício de 2 mm de diâmetro. A eficiência da deteção de raios gama para um raio gama de 141 keV a uma tensão de funcionamento estável (4900 V) foi de 2:57_0:05%. Por outro lado, a eficiência calculada pela simulação GEANT4 foi de 2:78_0:02% para uma configuração de detetor semelhante. Isto indica que conseguimos uma configuração do detetor com um ganho de gás efetivo suficiente. A relação entre a radioatividade e a contagem de aquisições foi linear. A largura total a meio-máximo (FWHM) foi medida e encontra-se dentro dos limites aceitáveis. A câmara gama com GEM proporciona uma resolução espacial de 2-3 mm, em comparação com 6-10 mm da câmara gama antiga.

Lees et al. (2010) investigaram a utilização de minifantomas de alta resolução para a avaliação de dispositivos de imagiologia planar com uma resolução espacial da ordem de 1 mm. Os investigadores desenvolveram um novo tipo de câmara gama que oferece imagens de alta resolução espacial (1 mm, utilizando um colimador de orifícios paralelos), altamente adequado para aplicações médicas e veterinárias Lees et al. (2010). A forma mais simples do mini-fantómetro era uma conceção de três orifícios numa peça de Perspex com 5 mm de espessura, com um orifício grande de 3 mm de diâmetro e dois outros orifícios de 2 mm de diâmetro com um espaçamento perpendicular de 5 mm. Os investigadores utilizaram o conceito de "Williams Phantom", tendo concebido1 dois fantomas de alta resolução (HR) que permitem a opção de ter pontos "quentes" ou uma fonte uniforme com pontos "frios". O primeiro minifantoma de HR tem quatro orifícios, com 4, 3, 2 e 1 mm de diâmetro, perfurados numa peça de Perspex com 12 mm de espessura. O segundo fantoma tinha quatro pinos com diâmetros de 4, 3, 2 e 1 mm, com o mesmo espaçamento que a versão "buraco". Todas as imagens foram obtidas no Departamento de Física Médica do Queen's Medical Centre, utilizando a câmara gama de alta resolução. Todas as imagens foram registadas em modo de fotograma e armazenadas num computador pessoal dedicado. ^{99m}Utilizou-se uma agulha hipodérmica de calibre fino, com 0,5 mm de diâmetro e 25 mm de comprimento (25G_100), comum nos departamentos de medicina nuclear, para encher o fantoma de quatro orifícios HR com pertecnetato de Tc líquido obtido na unidade de radiofarmácia do departamento de Física Médica. A visualização de volumes tão pequenos de solução radioactiva transparente apresentava problemas potenciais de derrame de pequenas gotas, resultando em contaminação. A adição de uma pequena quantidade de corante (corante alimentar) tornou o processo de enchimento do fantoma e a visualização de qualquer derrame acidental mais fáceis de observar. A utilização subsequente de um tubo de micro pipeta de deslocamento de ar de 200 ml permitiu o enchimento preciso do orifício do mini fantoma com quantidades calibradas de solução radioactiva. O fantoma de três orifícios foi preenchido com uma solução de reserva de 1 ml contendo 388 MBq de^{99m}Tc (o pequeno volume total dos orifícios resultou numa atividade global do fantoma de 3,4 MBq. O fantoma foi colocado 13 mm acima da câmara e a imagem foi obtida durante 18 minutos (200 contagens por segundo). As tentativas iniciais de obtenção de imagens do fantoma mostraram uma distribuição irregular da atividade dentro dos orifícios. Embora o orifício de 3 mm de diâmetro estivesse completamente preenchido, após uma inspeção mais minuciosa, os dois orifícios mais pequenos de 2 mm de diâmetro continham bolhas de ar e observou-se uma distribuição irregular nas primeiras imagens da câmara gama. Após modificação do procedimento de enchimento, foi conseguido um enchimento uniforme e consistente dos orifícios mais pequenos. Os três orifícios podem ser claramente visualizados. O corte através dos dois orifícios mais pequenos (com um passo de 5 mm) mostra uma separação clara. A resolução espacial em FWHM foi calculada como sendo de 0,9 mm, ligeiramente inferior à resolução espacial teórica no eixo de 1,2 mm esperada da geometria do detetor e do colimador de pinhole único (Mettivier etal.,2003).

Holstensson et.al (2010) mediram experimentalmente o efeito da energia e da localização da fonte na resolução espacial intrínseca e extrínseca da câmara gama. Os dois principais factores que determinam a resolução espacial de um sistema são (i) a conceção do colimador e (ii) a precisão com que os eventos de cintilação podem ser localizados, que é limitada pela variação estatística do número de fotões de cintilação produzidos. Embora um valor de *Rintrinsic* seja normalmente medido como parte do teste de aceitação clínica de uma câmara gama para o radionuclídeo 99mTc, *Rintrinsic* varia com a energia do fotão . Por conseguinte, é necessário um valor diferente de *Rintrinsic* para a simulação exacta de cada radioisótopo e energia de emissão de fotões diferentes. As imagens experimentais foram adquiridas numa câmara de raios gama Philips FORTE com duas cabeças de 9,5 mm de cristal de NaI (Tl) e numa câmara de raios gama Philips SKY Light com duas cabeças de 15,9 mm de cristal de NaI (Tl) (Royal Philips Electronics, Países Baixos). Ambas as câmaras estavam equipadas com 55 tubos PM dispostos numa matriz hexagonal e com um FOV retangular de 38,1 cm na *direção x* e 50,8 cm na *direção y*. Para imagens anterior-posteriores, a *direção x* corresponde ao eixo crânio-caudal e a *direção y* corresponde ao eixo mediolateral no quadro do doente. O resultado demonstra a melhoria do Rexp intrínseco em função da energia dos fotões que estão a ser visualizados para a câmara de cristal fino. A melhoria do Rexp intrínseco de 99mTc (140,5 keV) para 131I (364,5 keV) é de 21% para o cristal fino e de 17% para o cristal espesso. Os valores medidos de Rexp intrínseco para as câmaras de cristal fino e de cristal espesso são 2,66+/-0,07, 2,54+/-0,07, 2,23 e 2,1 +/-0,1 mm para 140,5, 171,3, 245,4 e 364.5 KeV simultaneamente para o cristal fino e 3.1+/-0.1 ,3.0+/-0.2 , 2.9+/-0.2 e 2.6+/-0.2 para 140.5 ,171.3, 245.4 e 364.5 KeV simultaneamente para o cristal espesso. O resultado também mostra que as larguras de perfil calculadas da linha e as taxas máximas de contagem de píxeis nas imagens da esfera criada utilizando eletrónica *R* dependente da energia Os valores de 0,00 mm para FWHM são 7,18+/0,06, 10,6+/-0,1 e 15+/-0,3 mm para 1 cm, 5 cm e 10 cm de profundidade da fonte simultaneamente e os valores de 1,55 mm para FWHM são 7,45+/-0,03, 10,8+/-0,1 e 15,2+/-0.3 mm para 1cm, 5cm e 10cm de profundidade da fonte em simultâneo e R electronics 2,49 mm os valores para FWHM são 7,84+/-0,07 ,11,1+/-0,1 e 15,4+/-0,3 mm para 1cm, 5cm e 10cm de profundidade da fonte em simultâneo **Maro A. Coca Perez et.al. (2008)** estabeleceram um programa nacional para o controlo da qualidade dos instrumentos de medicina nuclear em Cuba e foi certificado e aprovado pelas autoridades reguladoras. O programa foi desenvolvido com base nas directrizes nacionais de Cuba para um conjunto de procedimentos de controlo de qualidade normalizados e uniformes, tendo em conta as características técnicas da instrumentação local e a disponibilidade de recursos locais, como o fantoma. Estes protocolos foram baseados em publicações internacionais como a IAEA e a NEMA. Os documentos incluem o controlo de qualidade do calibrador de dose, dos detectores direccionais e do contador de poços, da câmara gama do planeador, do sistema SPECT, do sistema de corpo inteiro e do sistema de interface. O programa estabelece regulamentos oficiais e serviços de auditoria, organiza actividades educativas, distribui documentação técnica e mantém um banco nacional de fantomas, que constituem ferramentas valiosas e úteis para garantir a qualidade da instrumentação de medicina nuclear. Foi organizado e estabelecido um curso nacional sobre o controlo de qualidade dos instrumentos de medicina nuclear, cujo principal objetivo era educar e formar as pessoas responsáveis pela execução destas tarefas em cada departamento de medicina nuclear em Cuba. O curso foi registado no Colégio Nacional de Saúde, incluindo quarenta horas de teoria e prática. Foi criada uma base de dados de fantomas e acessórios disponíveis em Cuba para o controlo de qualidade da instrumentação de medicina nuclear, os dados foram organizados no site www.sld.cu/phbank/nmphincu.htm, e o programa organizou a partilha de fantomas de controlo de qualidade entre os centros de medicina nuclear e hospitais de Cuba, entregando o fantoma necessário ao centro de acordo com as suas necessidades. Foi organizado e criado um serviço de auditoria licenciado e registado pelo Centro Nacional de Segurança Nuclear. O papel do serviço de auditoria é avaliar anualmente o estado dos instrumentos em todos os departamentos de medicina nuclear do país e avaliar a conformidade com os programas de controlo de qualidade. Até à data, foram realizadas mais de 10 inspecções pelo CCEEM, que se revelaram úteis para melhorar os programas de controlo de qualidade dos instrumentos de medicina nuclear. Por último, foram efectuadas medições in situ em todos os serviços nacionais de medicina nuclear para avaliar o estado atual das câmaras gama e dos sistemas SPECT. Os testes e procedimentos seleccionados basearam-se no programa de controlo da qualidade dos instrumentos de medicina nuclear previamente estabelecido. As 5 câmaras gama e os 5 sistemas SPECT existentes no país foram avaliados quanto à uniformidade, resolução espacial, sensibilidade, resolução energética, linearidade e uniformidade tomográfica, centro de rotação, resolução tomográfica e desempenho total.

Jeong et. al.(2004) melhoraram o desempenho de uma pequena câmara gama utilizando uma placa de NaI(Tl) e um tubo fotomultiplicador sensível à posição (PSPMT) e verificaram o desempenho da câmara antes e depois da aplicação de métodos de correção. A câmara utilizada neste estudo foi uma pequena câmara gama constituída por um colimador de orifícios paralelos de uso geral (24 mm de comprimento, com um diâmetro de orifício de 1,5 mm e uma espessura de septo de 0.2 mm), um cristal de cintilação (placa de NaI(Tl), com 120 mm de diâmetro e 6 mm de espessura), um PSPMT de 5 polegadas (cinquenta e seis sinais do PSPMT R3292 foram reduzidos a quatro sinais, os quatro sinais foram amplificados e digitalizados utilizando um ADC com uma taxa de amostragem de 40 M samples s^{-1} e depois utilizados para localizar um evento utilizando a lógica de Anger), os programas de aquisição de dados basearam-se no Kmax. Correção do mapeamento da posição desenvolvida para corrigir a posição distorcida do orifício na imagem obtida pelo cristal de cintilação, utilizando uma máscara de orifício de chumbo (150 mm^{x} 150 mm^{x} 4 mm, 1 mm de diâmetro do orifício, passo de 5 mm) colocada em contacto com o cristal de placa de NaI(Tl) sem colimador, e imagens adquiridas a diferentes distâncias (0, 0), (2,5 mm, 0), (0, 2,5 mm) e (2,5 mm, 2,5 mm). A calibração da energia foi efectuada utilizando os espectros de altura de impulso obtidos a partir de cada posição de orifício, obtidos durante 10 horas utilizando uma fonte pontual (2 mCi^{99m} Tc) situada 40 cm acima do detetor. A correção da inundação foi efectuada utilizando a tabela de correção da uniformidade. A resolução espacial foi medida utilizando dois tubos capilares com 50 μ Ci^{99m} Tc cada um, com medidas de diâmetro interior de 0,4 mm. Foram medidas as larguras totais a meios-máximos (FWHM) dos perfis das imagens de duas linhas. A linearidade foi medida com um fantoma de barras de linhas paralelas e foi expressa como um desvio padrão da separação de picos da função de dispersão de linhas e, em seguida, a linearidade foi calculada utilizando a imagem da linha. A uniformidade foi medida utilizando um fantoma de uniformidade que foi preenchido com solução radioactiva (500 μ Ci^{99m} Tc), tendo sido também medidas a uniformidade integral e a uniformidade diferencial. Para comparar o resultado do cristal de NaI (Tl), foi aplicada uma placa de CsI (Tl) à câmara e verificado o desempenho com o mesmo parâmetro das imagens de NaI (Tl) adquiridas. Os resultados deste estudo mostraram que a resolução do sistema de placas de NaI (Tl) foi melhorada em cerca de 16% utilizando o método de correção e foi semelhante à do sistema de matriz de CsI (Tl) após a correção, tendo o FWHM melhorado de 6,7 mm para 3,2 após a correção a 30 mm de distância. A sensibilidade do sistema de placas de NaI(Tl) no centro do FOV permaneceu semelhante antes e depois da correção; no entanto, a sensibilidade do sistema de placas de NaI(Tl) a 30 mm fora do centro aumentou consideravelmente após a correção, de 0,7 cps μ Ci-1 para 2,0 cps μ Ci-1; a sensibilidade do sistema de placas de NaI(Tl) foi consideravelmente melhor do que a do sistema de matriz de CsI(Tl) em todo o FOV após a correção (placa de NaI(Tl): 3,4 cps μ Ci-1, matriz de CsI(Tl): 1,4 cps μ Ci-1 no centro.

A linearidade do sistema de placas de NaI (Tl) melhorou após a correção, de 0,5 mm para 0 mm no centro do FOV e de 1,5 mm para 0 mm, a 35 mm fora do centro. Antes da correção, a linearidade do sistema de placas de NaI(Tl) era ligeiramente pior do que a do sistema de matrizes de CsI(Tl), mas, após a correção, a linearidade de ambos os sistemas era aproximadamente a mesma. A uniformidade integral e diferencial do sistema de placas de NaI (Tl) melhorou após a correção, passando de 9,7% para 5,2% e de 3,6% para 2,1%, respetivamente. A uniformidade do sistema de placas de NaI (Tl) foi melhor do que a do sistema de matrizes de CsI(Tl) após a correção.

Holen et.al. (2008) avaliaram a qualidade de uma imagem obtida com um colimador de lâminas rotativas (RS) em comparação com uma imagem de projeção clássica obtida com um colimador de orifícios paralelos (PH). O método utilizado neste estudo foi o Modelo de Detetor de Monte Carlo, o investigador utilizou também a aplicação Geant4 para Emissão Tomográfica (GATE), que foi utilizada para modelar tanto a câmara colimada RS como a PH. O detetor foi o mesmo para ambos os sistemas e foi modelado como um detetor de estado sólido pixelado que consiste em 192X192 cristais individuais de CdZnTe. A superfície de um pixel é de 1,8 mm x 1,8 mm e a sua altura foi fixada em 5 mm. Para tornar a eficiência do detetor independente do tipo de colimador, a área ativa de um pixel é fixada em apenas 1,5 mm x 1,5 mm, permitindo que o colimador tenha septos de 0,3 mm de espessura. A área ativa será assim independente do tipo de colimador, uma vez que a área coberta pelo colimador coincide com a área inativa do detetor. O colimador RS foi simulado como 193 lâminas de chumbo paralelas de 40 mm de altura, colocadas entre duas filas de pixels do detetor. A espessura de uma lâmina foi fixada em 0,3 mm e o seu comprimento foi igual ao comprimento do detetor, ou seja, 345,6 mm. O colimador PH tinha a mesma altura e espessura que o colimador RS (40 mm) e foi ajustado ao detetor pixelado. Isto resultou num colimador de orifícios paralelos com orifícios quadrados de 1,5 mm x 1,5 mm. O par *colimador/detetor* RS foi rodado em torno do seu próprio eixo em 128 passos discretos a uma velocidade de 20 s por rotação. O par *colimador/detetor* PH não se moveu durante a simulação. A reconstrução dos dados integrais do plano para imagens de projeção foi efectuada utilizando um algoritmo MLEM; as imagens de projeção do PH foram desconvolvidas utilizando o método de Richardson-Lucy, a fim de se fazer uma comparação justa; a relação contraste/ruído (CNR) foi obtida utilizando métodos clássicos de câmara gama; o tamanho do objeto foi medido como função de espalhamento de pontos (PSF); e também foi obtida uma imagem do fantoma MCAT, no qual o MCAT simula a cintigrafia óssea, que é uma cintigrafia de medicina nuclear muito difundida. O resultado deste estudo mostrou que a recuperação do contraste do ponto frio é pior para o colimador RS e que as diferenças se tornam maiores à medida que a lesão fria se torna mais pequena, podendo, no entanto, obter-se uma recuperação de contraste maior para o ponto quente, sendo esta melhoria maior à medida que a lesão quente se torna maior. A CNR para um ponto quente de 9 e 12 mm é seis e dez vezes maior, respetivamente, o colimador PH tem uma melhor resolução do que o colimador RS num contraste muito pequeno e baixo, mas esta situação é diferente quando se considera uma lesão maior ou um contraste elevado mais realista. O colimador RS apresenta uma melhoria relativa quando a lesão se torna maior: a melhoria é de 34% para uma lesão de 6 mm e de 54% para uma lesão de 10 mm.

S. Baechiler et.al (2008) mediram a viabilidade do teste de aceitação de câmaras gama para diferentes fabricantes, mas todas estas câmaras foram introduzidas pelo Serviço Federal de Saúde Pública da Suíça. Neste estudo, foram utilizados três tipos de câmaras: um sistema de cabeça única (Millennium - General Electric - EUA), um sistema de duas cabeças (E.Cam - Siemens - Alemanha) e um sistema de três cabeças (Triad - Trionix - EUA) com NEMA (National Electrical Manufacturers Association) - NU-1, 2001 e/ou IEC (International Electrotechnical Commission) 61675-2, 1998. A homogeneidade intrínseca foi efectuada com uma fonte de marcação sem colimador colocada numa caixa de chumbo com uma filtragem de cobre de, pelo menos, 2 mm a uma distância superior a 5 vezes o campo de visão útil (UFOV) da câmara; a taxa de contagem não deve exceder 20 Kcps com um tamanho de pixel de 6,4 mm +/-30% e conter, pelo menos, 10 000 eventos; estas medições aplicaram-se tanto ao UFOV como ao campo de visão central (CFOV). A resolução espacial intrínseca e a linearidade geométrica também foram medidas com uma placa de chumbo de 3 mm de espessura com fendas de 1 mm espaçadas de 30 mm, cobrindo toda a superfície da câmara, a função de propagação da linha (LSF), a largura total a meio máximo (FWHM) e a largura total a dez máximos (FWTM). A resolução espacial e a sensibilidade do sistema também foram detectadas através da utilização de dois capilares <1mm preenchidos com Tc-99m e colocados numa espuma de Styro a 10 cm do colimador, tendo sido medidas a FWHM e a FWTM. A resolução da energia intrínseca foi efectuada utilizando duas fontes pontuais de Co-57 e Tc-99m colocadas sucessivamente em frente da cabeça da câmara com uma taxa de contagem não superior a 20 Kcps, tendo o espetro de fotopico sido medido com FWHM para duas energias diferentes. O comportamento da taxa de contagem em função da atividade com radiação dispersa para cada câmara foi efectuado utilizando um fantoma cilíndrico de PMMA preenchido com 10 GBq de Tc-99m, tendo-se registado a atividade quando a taxa de contagem diminuiu 20% do valor esperado. Os resultados deste estudo mostraram que a uniformidade integral% da UFOV é de 3,00, 7,15 e 10 e a CFOV é de 2,37, 5,75 e 2,03 para a E.cam, Millennium e Triad, respetivamente. Além disso, os resultados mostraram que a FWHM (mm) para a linearidade é de 3,9, 4,2 e 4,2 e a FWTM é de 7,4, 8,3 e 8,0 para E.cam, Millennium e Triad, respetivamente. A sensibilidade (contagem.$^{s-1}$ .MBq^{-1}) das câmaras é de 33,0, 30,9 e 54,7 para a E.cam LEHR, a Millennium LEHR e a Triad LEGP, respetivamente. A taxa de contagem (Kcps) da câmara E.Cam é de 84,3, da câmara Millennium é de 110 e de 48,1 para a câmara Triad, enquanto o tempo morto(μs) para a câmara Millennium é de <3,3, 4,4 para a câmara E.Cam e 7,6 para a câmara Triad.

Seiichi Yamamoto (2010) desenvolveu e testou uma câmara gama de pequeno campo de visão (FOV) utilizando um novo cintilador LaBr3 (Ce). A câmara gama desenvolvida consiste num cintilador LaBr3 (Ce) de 2 mm de espessura (Saint Gobain, BrilLanCe 380, EUA) e num PSPMT multi-nó quadrado de 25,4 mm (2 pol.) (Hamamatsu H8500, Photonix, Japão). O cintilador LaBr3 (Ce) foi diretamente acoplado ao PSPMT pelo seu fabricante e estava contido numa caixa de alumínio hermeticamente selada. A eficiência de deteção do LaBr3 (Ce) de 2 mm de espessura para o fotão gama^{99m} Tc (141KeV) foi de cerca de 40%. O tamanho do LaBr3 (Ce) é de 50,8 mm X 2 mm e o lado superior foi coberto por um refletor branco, enquanto o outro lado foi pintado de preto para reduzir a luz difusa no cintilador. A espessura da caixa de alumínio é de 0,5 mm. O tamanho do detetor é de 58 mm X 58 mm X 32,5 mm. O sinal do PSPMT foi lido por um cabo coaxial de 64 e alimentado ao amplificador de controlo de ganho, a saída do amplificador foi alimentada ao amplificador de soma ponderada e digitalizada por um conversor AD de 100MHz de funcionamento livre. A resolução energética foi medida sem colimador utilizando^{57} Co e^{241} Am, cujo resultado foi 8,9% de largura total a meio máximo (FWHM) para Co e 13,4% de FWHM para Am. A resolução espacial intrínseca foi medida utilizando um fantoma de fenda de tungsténio de 2 mm de espessura com uma fenda de 1 mm posicionada no detetor, tendo o resultado mostrado que para^{57} Co foi de 0,75 mm FWHM e 1,4 mm FWHM para^{241} Am após a aplicação da correção. A sensibilidade foi medida para a câmara utilizando a fonte pontual$^{50\mu Ci}$ com menos de 1 mm de tamanho, a fonte foi posicionada em frente do colimador pinhole e a taxa de contagem foi medida alterando a distância entre a superfície do colimador e a fonte pontual em passos de 5 mm de 0 a 30 mm, o resultado da sensibilidade foi 0,0047% a 10 mm e 0,0017% a 20 mm da superfície do colimador. A qualidade da imagem no modo corrigido foi medida utilizando vários fantomas, mas o resultado foi avaliado visualmente. A imagem de inundação mostra uma boa uniformidade e não apresenta nenhuma não uniformidade observável no sistema.

Imagens de inundação de Co-57 medidas aproximadamente dois meses e dois anos após o fabrico. A imagem de inundação mostrou uma distorção significativa devido à alteração das características higroscópicas do LaBr3(Ce). Quase metade da área do FOV não produziu qualquer sinal.

Sokole et al. (2010) recomendaram alguns procedimentos para o controlo da qualidade dos instrumentos de medicina nuclear. Após a instalação, e antes de ser colocado em uso clínico, um instrumento de medicina nuclear deve ser submetido a testes de aceitação minuciosos e cuidadosos, com o objetivo de verificar se o instrumento funciona de acordo com as suas especificações e o seu objetivo clínico. Depois de o instrumento ter sido aceite para utilização clínica, o seu desempenho tem de ser testado regularmente com procedimentos de CQ simples que sejam sensíveis a alterações no desempenho. Os registos dos resultados dos testes devem ser mantidos num livro de registo ou num registo digital. O teste de rotina para a câmara de raios gama de plaina inclui 1- Inspeção física, o objetivo do teste é verificar as fixações do colimador e da cabeça do detetor e verificar se existem danos no colimador, devendo ser realizado diariamente (Inspecionar a existência de defeitos mecânicos e outros que possam comprometer a segurança do doente ou do pessoal; se se detetar ou suspeitar de danos no colimador, realizar imediatamente um teste de uniformidade extrínseca de contagem elevada). 2- Painel tátil do colimador e paragem de emergência do pórtico Para verificar se os painéis tácteis e as paragens de emergência estão a funcionar, a frequência do teste é diária (tanto os painéis tácteis do colimador como a paragem de emergência do pórtico devem funcionar se houver uma colisão inesperada com o doente ou um obstáculo durante o movimento; os painéis tácteis devem ser verificados sempre que os colimadores forem substituídos). 3- Regulação da janela de energia para^{99m} Tc para verificar e centrar a janela de energia predefinida no fotopico^{99m} Tc, deve ser efectuada diariamente (o teste destina-se a verificar a janela de energia^{99m} Tc correcta). 4- Taxa de contagem de fundo, para detetar contaminação radioactiva/ruído eletrónico excessivo, deve ser efectuada diariamente (a taxa de contagem de fundo deve ser estável em condições de medição constantes). 5- Uniformidade e sensibilidade intrínsecas/extrínsecas para^{99m} Tc (ou $_{57Co}$) - visual Para testar a resposta a um fluxo espacialmente uniforme de fotões de^{99m} Tc (ou^{57} Co), quanto à uniformidade e à sensibilidade global e deve ser realizada diariamente (Inspecionar visualmente uma aquisição intrínseca ou extrínseca (o que for mais conveniente) de baixa uniformidade de contagem; se for selecionado o método intrínseco, cada colimador deve ser verificado periodicamente através de um teste de uniformidade extrínseca (de preferência com uma aquisição de contagem elevada); registar os cps/MBq para verificar e monitorizar a sensibilidade). 6- Uniformidade intrínseca/extrínseca e sensibilidade para^{99m} Tc (ou^{57} Co) - quantitativa- O controlo da tendência da uniformidade com índices de uniformidade quantitativos e a verificação da sensibilidade podem ser efectuados semanal ou mensalmente. 7- Resolução espacial e linearidade - visual - Deteção da distorção da resolução espacial e da linearidade, efectuada mensal ou semestralmente (visual - barra quadrangular ou padrão de orifício ortogonal; intrínseco ou extrínseco, consoante a conveniência; se for utilizado um padrão de orifício ortogonal, os resultados podem ser quantificados se estiver disponível software especial).

Starck et al. (2005) avaliaram o desempenho da câmara gama utilizando a eficiência quântica de deteção (DQE). A utilização da DQE está relacionada com a medição da função de espalhamento de pontos (PSF), da função de espalhamento de linhas (LSF), da largura total a meio máximo (FWHM), da função de transferência de modulação (MTF), da relação sinal/ruído (SNR) e do espetro de potência de ruído normalizado (NNPS). Este estudo foi efectuado com uma câmara gama ECAM da Siemens com um cristal de *3/8 polegadas* e uma câmara gama ECAM+ com um cristal de *5/8* polegadas, ambas com detectores rectangulares. Foram utilizados colimadores de furos paralelos de alta resolução e para todos os fins. A resolução espacial intrínseca foi de 3,9 mm para a câmara ECAM e de 4,6 mm FWHM para a câmara ECAM+. A sensibilidade plana do sistema foi cerca de 10% superior para a câmara ECAM+. A MTF de uma câmara gama foi medida com uma fonte de linha de 1 mm de diâmetro. Foram adquiridas imagens uniformes com o mesmo tempo de recolha por unidade de atividade com uma fonte plana de sensibilidade NEMA (National Electrical Manufacture Association) (NEMA 1994). A fonte plana, com 1 mm de espessura e 100 mm de diâmetro, estava cheia de 99mTc. As medições foram efectuadas num tanque de água a 2 cm e 12 cm de profundidade. As medições foram efectuadas com^{99m}Tc, utilizando três janelas diferentes de altura de impulso 103-154 keV (40%), 126-154 keV (20%) e 132-154 keV (15%). A atividade na fonte plana era, no início da série de medições, de 123,7 MBq e, no final, de 87,2 MBq, com um tempo de recolha entre 90s e 128s. A partir das imagens da fonte de linha, as caudas da LSF foram extrapoladas exponencialmente (foram utilizados níveis de extrapolação entre 1% e 0,1% do máximo da LSF), depois as MTFs foram calculadas pela transformação de Fourier da LSF, a partir da MTF calculada e do espetro de potência de ruído normalizado calculado a partir das imagens de uniformidade, foram calculados os quanta equivalentes ao ruído e, por último, a DQE foi calculada com a SNR. As medições mostraram que a janela de energia de 40% tinha um DQE elevado em comparação com as outras janelas de energia para frequências até cerca de 0,03 cm-1 a 12 cm de profundidade e para frequências até cerca de 0,07 cm^{-1} a 2 cm de profundidade. A 12 cm de profundidade, a janela de 15% era preferível para frequências superiores a cerca de 0,05- 0,07 cm^{-1} tanto para os colimadores HR como AP.4-0,5 cm-1 , enquanto o colimador HR foi superior para frequências superiores a 0,5 cm^{-1} , As medições a 2 cm mostraram que o colimador AP e uma janela de 20% eram os melhores para todas as frequências de interesse clínico *(<1,2* cm^{-1}), para frequências superiores a 0,6 cm^{-1} , as larguras de janela de 20% e 15% deram resultados quase idênticos. Foi encontrada uma diferença no DQE entre as duas espessuras de cristal, com um resultado ligeiramente melhor para o cristal espesso para medições a 12 cm de profundidade. A 2 cm de profundidade, o cristal mais fino foi ligeiramente melhor para frequências superiores a 0,5 cm^{-1} . O cristal mais espesso deu valores mais elevados para o DQE, ao passo que, quando o órgão estava perto da superfície do colimador, o cristal mais fino foi ligeiramente melhor, especialmente para o colimador AP em frequências superiores a 0,5 cm^{-1} . A resolução espacial do sistema para os colimadores HR e AP foi de 7,4 mm e 9,4 mm FWHM a 10 cm e cerca de 0,4 mm superior, respetivamente, com o cristal espesso. A diferença na resolução espacial entre os cristais foi menor e de cerca de 0,2 mm quando medida com dispersão. A diferença de sensibilidade entre os colimadores é de cerca de 65%. Em exames de medicina nuclear utilizando^{99m}Tc e quando o órgão de interesse se encontra a uma maior profundidade no corpo, uma janela de 15%, em comparação com uma janela de 20%, resulta num melhor contraste e numa curva MTF melhorada devido à rejeição da radiação dispersa.

Valentin et al. (2001) actualizaram a câmara gama analógica com um sistema de aquisição digital baseado num PC da Agência Internacional da Energia Atómica (AIEA) e do Ministério da Ciência e Tecnologia da Eslovénia. Vários grupos de investigação nacionais estiveram envolvidos no projeto de desenvolvimento da AIEA para a placa de aquisição com software e o conjunto normalizado de protocolos clínicos da China, Índia, Cuba e Eslovénia, A atualização envolveu o desenvolvimento de uma placa de aquisição utilizando uma placa de aquisição de formato ISA, uma solução para ajustar a amplitude e os tempos dos sinais de entrada de uma variedade de câmaras gama, um controlador de aquisição incorporado no PIP (Portable Image Processing), correção em linha da energia e da contagem dos dados de imagem, funcionamento estável do sistema para todos os tipos de estudos clínicos possíveis (estudos dinâmicos rápidos e lentos, estáticos, gated e combinados), atualização contínua. Além disso, o software foi desenvolvido utilizando o sistema operativo MSDOS em WINDOWS (3.1, 95, 98), sistema PIP para base de dados de doentes e processamento de dados gerais, ferramentas para o desenvolvimento de protocolos clínicos pelo utilizador final (biblioteca C++, funções macro), algoritmos para análise automática de dados clínicos com possível intervenção manual, ferramentas para processamento de imagens, curvas dinâmicas e ROI, imagens de análise de estudos em formatos de imagem padrão (i.PCX, BMP), conjunto de funções de controlo de qualidade da câmara gama (testes NEMA), conversor de e para o formato "Interfile", escala de cores SVGA para visualização, resultados da análise numa página, impressão de documentos em alta resolução espacial (1200x1200 pontos/polegada) e em suportes de baixo custo de alta qualidade (papel, transparências), arquivamento dos dados de imagem originais e relatórios de documentos em CD de baixo custo como cópia "soft", suporte de rede. O sistema de aquisição foi desenvolvido principalmente com base em três projectos universitários: o primeiro, o cartão de aquisição do Instituto de Investigação Nuclear de Bombaim, com controlo do ganho e do desvio do sinal, conversão AD, correção da energia, criação de imagens e controlo do portão; o segundo, o cartão de aquisição do Instituto Universitário de Havana, com controlo do ganho e do desvio do sinal, conversão AD e memorização da posição, da energia e de outros dados de controlo (i. e. sinal do portão, sinal para o portão).O terceiro é o cartão de aquisição do Centro Médico da Universidade de Ljubljana com controlo do ganho e do desvio do sinal, controlo do tempo, conversão AD, memorização da posição, da energia e de todos os outros dados de controlo para cada evento gama detectado através da transferência PORT do computador para a memória do computador. O projeto aplicou-se a 300 câmaras gama espalhadas por 52 países em desenvolvimento. O sistema esloveno GAMMA-PF é o mais adequado, devido ao melhor desempenho técnico, estabilidade de funcionamento, facilidade de instalação, apoio técnico, preço mais baixo, cumprimento dos prazos de entrega e profissionalismo da equipa envolvida.

Zanzonico (2009) analisou os procedimentos de controlo da qualidade dos instrumentos de medicina nuclear. A medicina nuclear depende de forma crítica do desempenho exato e reprodutível dos instrumentos clínicos de contagem de radionuclídeos e de imagiologia. A câmara gama é o dispositivo de imagiologia mais utilizado em medicina nuclear. Os parâmetros de desempenho mais frequentemente avaliados como parte de um programa de controlo de qualidade de rotina da câmara gama incluem a uniformidade, a resolução espacial, a linearidade espacial e a resolução e pico de energia. A uniformidade da câmara gama pode ser avaliada quer intrinsecamente (sem colimação) quer extrinsecamente (com colimação). Intrinsecamente, uma fonte pontual (<1mL de volume e contendo cerca de 18,5 MBq) de^{99m}Tc colocada a 5 dimensões de cristal e centrada sobre o detetor não colimado. Extrinsecamente, uma fonte de inundação uniforme ou de folha (normalmente 185-555 MBq) de^{57}Co ou^{99m}Tc colocada diretamente sobre o detetor colimado. Em ambos os tipos de uniformidade, intrínseca e extrínseca, é adquirido um total de 10-15 milhões de contagens e as quantidades de uniformidade para a uniformidade integral (contagem máxima por pixel - contagem mínima por pixel / contagem máxima por pixel + contagem mínima por pixel X100%) e uniformidade diferencial (a mesma equação da integral aplicada a cada segmento de 5 pixéis em cada linha e coluna da imagem de inundação). A uniformidade integral de 3% ou superior e a uniformidade diferencial >5% são obtidas por rotina nas câmaras gama modernas. Para os radionuclídeos que não sejam^{99m}Tc utilizados clinicamente numa determinada câmara gama (ou seja, ,^{201}Tl^{123}I,^{111}In,^{67}Ga, ou^{131}I), a uniformidade intrínseca deve ser verificada pelo menos trimestralmente. Na prática, a resolução espacial e a linearidade espacial são geralmente avaliadas de forma semi-quantitativa utilizando algum tipo de fantoma (ou máscara) de resolução, como o fantoma de barra de 4 quadrantes. Esta avaliação semi-quantitativa (ou seja, visual) é mais rápida e mais conveniente do que a medição efectiva da resolução espacial da FWHM da função de dispersão da linha. Um fantoma de barras de 4 quadrantes consiste em 4 sectores de barras de chumbo radio-opacas e tiras de plástico radio-lucentes intermédias com 2, 2,5, 3 e 4 mm de largura. Uma fonte pontual de^{99m}Tc é colocada a 5 dimensões de cristal e centrada sobre o detetor não colimado, com o fantoma colocado diretamente sobre o detetor. Uma imagem de transmissão de 5 a 10 milhões de contagens é então adquirida e inspeccionada visualmente. As barras de chumbo em pelo menos os 2 quadrantes mais grosseiros (ou seja, com as barras de 3 e 4 mm de largura) devem ser visualmente resolúveis. Atualmente, também deve ser visível pelo menos uma parte das barras de chumbo no terceiro quadrante mais grosseiro (ou seja, com as barras de 2,5 mm de largura). Todas as barras devem parecer rectas. A resolução espacial e a linearidade espacial devem ser verificadas com este fantoma pelo menos uma vez por semana.

Zeinali et al. (2007) introduziram e testaram um dispositivo controlado por computador recentemente desenvolvido, denominado Fantasma de Controlo de Qualidade Adaptativo (AQCP), concebido para efetuar o controlo de qualidade da câmara gama. O AQCP é um dispositivo eletromecânico concebido para executar um conjunto uniforme de procedimentos que podem ser utilizados para o controlo de qualidade de rotina de uma câmara gama, movendo uma fonte radioactiva com o campo de visão (FOV) da câmara (uniformidade, COR e CHA). As coordenadas cilíndricas são escolhidas para o movimento e a simulação do AQCP, sendo utilizada uma combinação de fuso de esferas e sistema de carreto para posicionar a fonte pontual em qualquer ponto desejado no espaço com uma precisão de 0,06 mm, tendo sido utilizados dois motores com uma precisão de 10% (0,18 graus/passo). Foram utilizados capilares hematócritos com um diâmetro externo de 1,5 - 1,6 mm e^{99m} Tc com uma atividade específica elevada (>50mCi/cc) para fabricar a linha e a fonte pontual. O AQCP foi operado e controlado utilizando software específico. Foi utilizada uma câmara gama de cabeça dupla SMV modelo DSX-XL SPECT. A uniformidade do sistema foi avaliada utilizando uma fonte de 10mCi^{99m} Tc-Flood colocada no colimador LEHR de orifício paralelo e a uniformidade do sistema com o AQCP foi medida utilizando uma fonte em linha (atividade de 1mCi, janela de 20%, distância de 10 cm da fonte do colimador) movida sobre o FOV, a dose do técnico foi medida utilizando um medidor de dose pessoal eletrónico modelo Dose GUARD. A média (+/- S.D) do parâmetro de uniformidade integral I.U utilizando o método IAEA-TECDOC-602 é de 9,56 (+/-0,959), enquanto que para o método AQCP é de 9,55 (+/- 0,92) e a dose absorvida do técnico é de 6,18 (+/0,19) µSv para o método IAEA e de 0,82 (+/- 0,10) µSv para o método AQCP. As angulações do orifício do colimador (CHA) foram medidas com o AQCP utilizando a fonte pontual ($\leq$ com 1,6 mm de diâmetro, $^{200\mu ci}$ de^{99m} Tc, 20% E.W) para três tipos de colimadores LEHR, LEHS e LEUHR com uma matriz de 256 X 256 e foram tiradas duas imagens para cada colimador a uma distância vertical de 10 cm e 13 cm, a fonte pontual foi fotografada para um total de 50 000 contagens. A coordenada X e Y aproximada de cada imagem de fonte pontual é determinada pelo cálculo do centróide de cada imagem de fonte pontual. O máximo de CHA para os colimadores LEHR, LEHS e LEUHR foi de 0,78° , 0,67° e 0,66° respetivamente. O centro de rotação (COR) foi calculado de acordo com a norma IAEA-TECDOC-602, utilizando a fonte pontual $^{200\mu ci}$ ^{99m} Tc, matriz 64 X 64, janela de energia de 20%, cada projeção requer 50K contagens para 360° . O COR também foi medido como AQCP, mantendo a posição da câmara e o AQCP move a fonte pontual no círculo. Foi medido o erro de desvio, que foi de 0,28 desvio do desvio X e 0,31 desvio do desvio Y para o método IAEA e 0,94 e 0,293 para o desvio X e Y, respetivamente, para o método AQCP. As vantagens do AQCP em comparação com os métodos clássicos são: redução do consumo de material radioativo, redução da exposição do pessoal às radiações, redução do custo dos ensaios de controlo da qualidade, implementação de um programa de controlo da qualidade com um simulador, execução de um conjunto uniforme de procedimentos, aumento da exatidão e da precisão de alguns ensaios de controlo da qualidade, automatização das medições e do processo de avaliação, o que torna o AQCP adequado tanto para os ensaios de aceitação como para as verificações de rotina do controlo da qualidade.

Capítulo 3: Materiais e métodos

3-1 Modelo um:

O sistema de fantoma foi concebido de acordo com os parâmetros pesquisados, medidos e recomendados pela Agência Internacional de Energia Atómica (IAEA-DOC-602), National Electronic Manufacturing Association (NEMA 2001), Connor et.al. (2000), Staden et.al. (2007), A.H.Ng et.al. (2008), Baechiler et.al. (2008), Seret (2010), Lees et.al. (2010), Holstensson et.al. (2010), Ejed et.al. (2011) e Islamian et.al. (2012).

O modelo um é constituído por duas partes, o fantoma de inundação e o fantoma de barra. O fantoma de inundação é fabricado a partir de duas peças de material Perspex branco, cada peça tem uma dimensão de 40cm X 40cm com 1mm de espessura, a dimensão de 40cm X 40cm ocupa o campo de visão (FOV) da maior parte das câmaras gama instaladas nos centros de medicina nuclear do Sudão (Fig. 3-1), as duas peças de Perspex foram ligadas entre si utilizando quatro peças de Perspex, cada uma com uma dimensão de 40cm X 1cm com 1mm de espessura, utilizando material de silicone. Num dos lados do fantoma de inundação, foram feitos dois aparelhos de abertura, um dos quais serve de passagem para a água e os materiais radioactivos e o outro aparelho é utilizado para diminuir a probabilidade de formação de bolhas de ar (fig. 3-2). O simulador de inundação deste estudo foi concebido para medir a uniformidade integral extrínseca e a uniformidade diferencial extrínseca, bem como a atividade emitida pela fonte de inundação, que será a fonte do simulador de barra para medir a resolução e a linearidade da câmara gama. O desenho do fantoma de inundação foi fabricado e introduzido pela Khartoum Engineering Company a pedido do investigador.

Figura 3-1: uma imagem captada por uma câmara fotográfica representa a folha de Perspex com a dimensão de 42 X 42cm

Figura 3-2: a imagem mostra uma folha de Perspex utilizada para o fabrico do fantoma de inundação

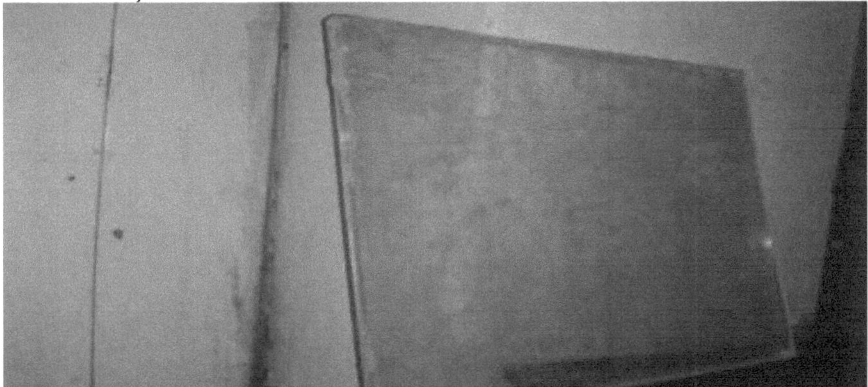

Figura 3-3: a imagem mostra todo o fantoma de inundação líquida, os orifícios para a passagem da água e do material radioativo no lado esquerdo

Segunda parte que simula o phantom de barra quadrada. O investigador utilizou um fantoma de barra em forma de quadrado, tal como recomendado por Zanzorico (2009). O fantoma de barra foi concebido e fabricado a partir de cinco divisões diferentes. A primeira divisão era constituída por material Perspex com 1 mm de espessura e dimensão de 42cm X 42 cm, a segunda divisão era constituída por uma peça de Perspex com dimensão de 42cm X 42cm e espessura de 1 mm, a terceira divisão era constituída por uma folha de material de borracha com dimensão de 40cm X 40cm e espessura de 5 mm e nesta folha de borracha foram feitas ranhuras com diferentes larguras para segurar o chumbo dentro dessas ranhuras, a divisão quatro era constituída por chumbo com 1 mm de espessura e largura diferente para ser compatível com a largura da folha de borracha, e a divisão cinco era constituída por quatro pregos diferentes, As duas peças de Perspex foram fabricadas e introduzidas pela AZHARE ABDALHALEM FOR ALUMINUM Co..Ltd e a sua principal função é segurar a folha de borracha numa peça, enquanto a outra peça é utilizada para cobrir a folha de borracha que contém o chumbo. A folha de borracha foi concebida, fabricada e introduzida a pedido do investigador da empresa de embalagem de Cartum, a folha de borracha utilizada tem uma dimensão de 40 cm X 40 cm semelhante à dimensão do fantasma de inundação de líquido, a dimensão total da folha de borracha foi dividida em quatro zonas principais, cada uma com uma dimensão de 20 cm X 20 cm, o segmento que se situa no canto superior direito da folha é composto por 23 ranhuras com uma dimensão de 16 cm de comprimento e 3,5 mm de largura e 3.5mm de distância entre cada uma das duas ranhuras adjacentes, a segunda parte estava localizada no canto inferior direito da folha de borracha e era constituída por 29 ranhuras, cada uma com uma dimensão de 16 cm de comprimento e 3mm de largura, com 3mm de distância entre cada ranhura, o terceiro quadrado estava localizado no canto superior esquerdo da folha e era constituído por 35 ranhuras com uma dimensão de 16cm de comprimento e 2.5mm de largura e um espaço de 2,5mm entre cada ranhura mais próxima, e o último canto da folha é a parte inferior esquerda da folha que contém 43 ranhuras com 2mm de largura e 16cm de comprimento e um espaço de 2mm entre cada duas ranhuras de fecho. A folha de borracha foi fixada a uma peça de Perspex utilizando material de gel de silicone.

O chumbo utilizado foi o chumbo com 1 mm de espessura, introduzido pela Hassan Hamada Company for Lead, a folha de chumbo foi cortada em pequenas peças, 23 peças de chumbo com 16 cm de comprimento e 3,5 mm de largura, 29 peças de chumbo com 16 cm de comprimento e 3 mm de largura, 35 peças de chumbo com 16 cm de comprimento e 2,5 mm de largura e 43 peças de chumbo com 2 mm de largura e 16 cm de comprimento. A folha de chumbo foi dividida em pequenos pedaços com o tamanho compatível com o tamanho das ranhuras efectuadas na folha de borracha. Os cortes da folha de chumbo foram feitos manualmente e o investigador utilizou uma vérnia analógica como ferramenta de medição para assegurar a largura correcta das peças de chumbo e também utilizou uma régua para detetar o comprimento de cada segmento de chumbo.

Depois de a folha de borracha ter sido limpa de qualquer tipo de poeira, os segmentos de chumbo foram inseridos nas ranhuras da folha de borracha e depois cobertos com a segunda peça de Perspex (fig. 3-4).

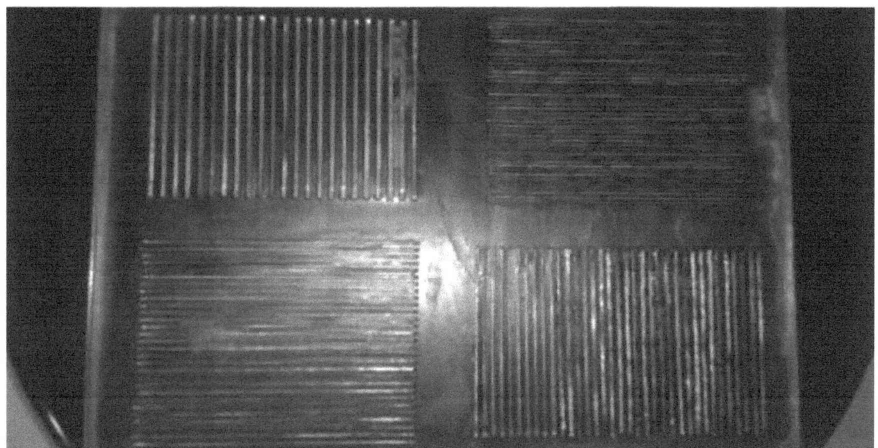

Figura 3-4: imagem que mostra o chumbo nas ranhuras da folha de borracha do fantoma de barra quadrada

A primeira peça de Perspex, a folha de borracha na qual o chumbo foi embutido e a segunda peça de Perspex foram ligadas entre si utilizando quatro pregos colocados em cada canto do fantasma.

O fantoma de barra quadrada foi concebido para realizar testes de controlo de qualidade da linearidade intrínseca, da resolução intrínseca, da linearidade extrínseca e da resolução extrínseca para a plaina e para a câmara gama de Tomografia Computorizada por Emissão de Fotão Único (SPECT).

A resolução geral, o bordo normalizado do elétrodo dentro das ranhuras do fantoma e a linearidade das peças do elétrodo foram determinados e avaliados antes de o fantoma ser utilizado na câmara gama. A avaliação geral do fantoma de barra quadrada foi efectuada no Royal Care International Hospital, no departamento de radiologia de diagnóstico, sob a supervisão do técnico de radiologia Ahd Elsir Hassen. O fantoma foi colocado na mesa da máquina de raios X e o tubo de raios X foi centrado de modo a cobrir todo o tamanho do fantoma de barra, tendo sido obtida uma imagem utilizando 140KeV (semelhante à energia dos fotões gama de^{99m} Tc) e 100mAs sem colimação (fig. 3-5). A máquina de raios X utilizada foi a TOSHEBA Rot anode CTM, DXR-1824B, fabricada em agosto de 2009 no Japão. O investigador utilizou a energia de 140KeV dos raios X para simular a emissão de energia gama do^{99m} Tc, que será utilizado como fonte radioactiva nas experiências reais na câmara gama. A imagem foi impressa utilizando a impressora da Care Stream Health Company, modelo F3517, fabricada nos Estados Unidos da América. A imagem do fantoma de barra foi avaliada visualmente e a linha do eletrodo parecia linear com borda lisa dos segmentos do eletrodo.

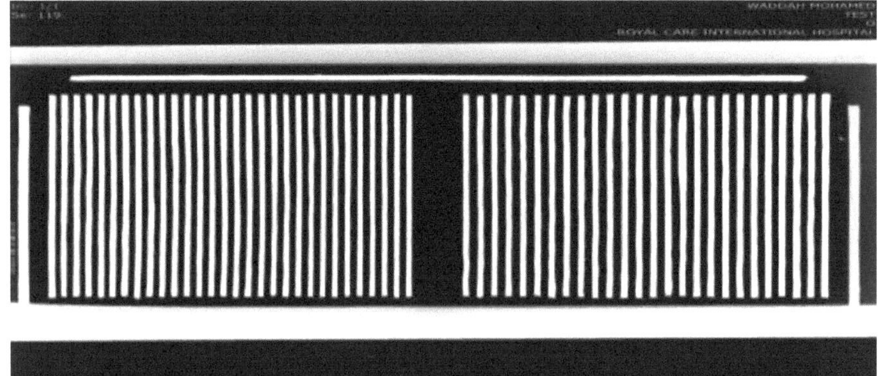

Figura3- 5: uma imagem de raios X mostra a linha de chumbo depois de exposta a 140KeV

A fonte de fluxo de líquido e o fantoma de barra quadrada fabricados foram introduzidos no departamento de medicina nuclear do Shandi University Hospital e as experiências com o fantoma foram efectuadas na câmara gama sob a supervisão do pessoal do departamento. A câmara gama utilizada para as experiências foi a Mediso SPECT de cabeça única, modelo Nucline Sprit, hangar, instalada em 2009 (fig. 3-6 e fig. 3-7). O método de obtenção de imagens e recolha de dados foi efectuado de acordo com os parâmetros recomendados por Zanzonico (2009), Sokole et.al. (2010) e parâmetros específicos do manual da câmara. O fantoma de inundação líquido foi preparado adicionando 1600 ml de água no fantoma utilizando um aparelho aberto, depois foi injetado no fantoma 1mCi de Na^{99m}TcO4 num volume de 0,1 ml (fig. 3-10) e foi feito um ligeiro deslocamento para assegurar a distribuição homogénea do radiotraçador no fantoma de inundação (fig. 3-8 e fig. 3-9).

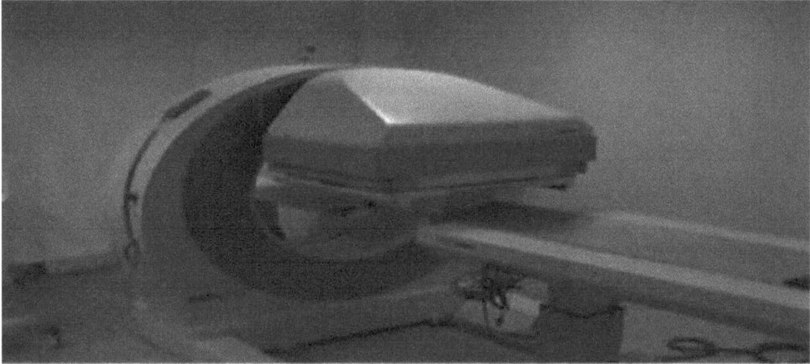

Figura 3-6: imagem da câmara gama utilizada para as experiências

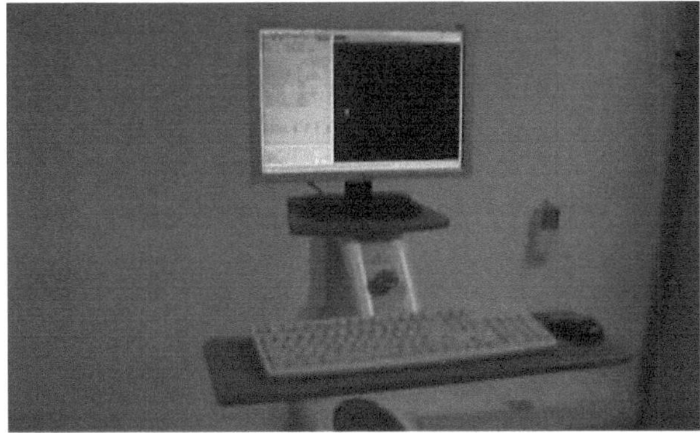

Figura 3-7: imagem da estação de trabalho da câmara gama utilizada para as experiências

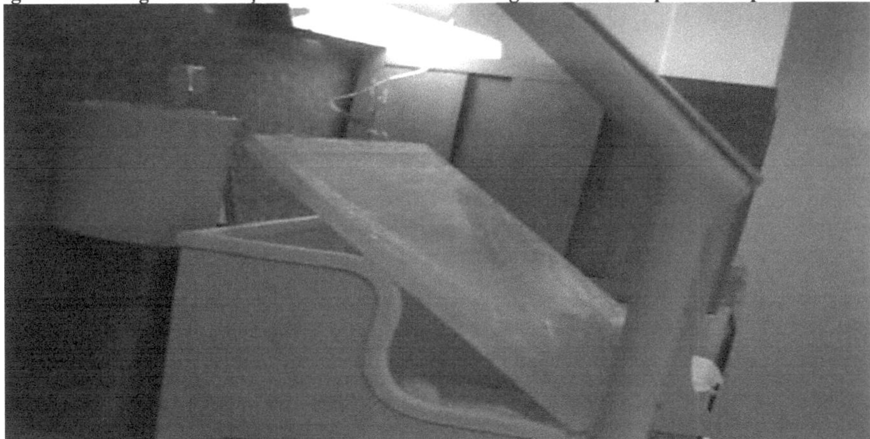

Figura 3- 8: imagem que mostra o fantoma de inundação durante o enchimento com água (vista lateral)

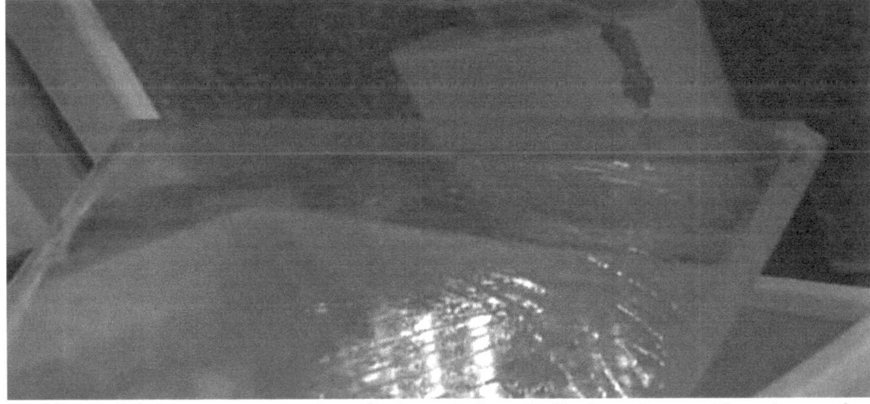

Figura 3-9: imagem que mostra o fantoma de inundação durante o enchimento com água (vista frontal)

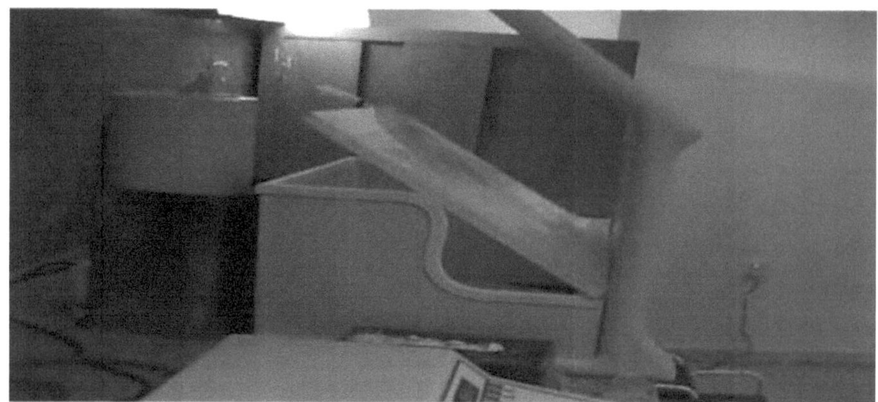

Figura 3-10: imagem que mostra o fantoma de inundação durante o enchimento com^{99m}Tc (vista lateral)

O fantoma de inundação foi colocado na mesa da câmara gama e centrado no campo de visão da câmara, tendo sido obtidas imagens utilizando diferentes tamanhos de matriz de 256 X 256, 512 X 512 e 1024 X 1024 com uma janela de energia fixada em 20%, a contagem total contida em cada imagem foi de aproximadamente um milhão de contagens e cada imagem foi adquirida em aproximadamente 200 segundos (fig. 3-11 e fig. 3-12).

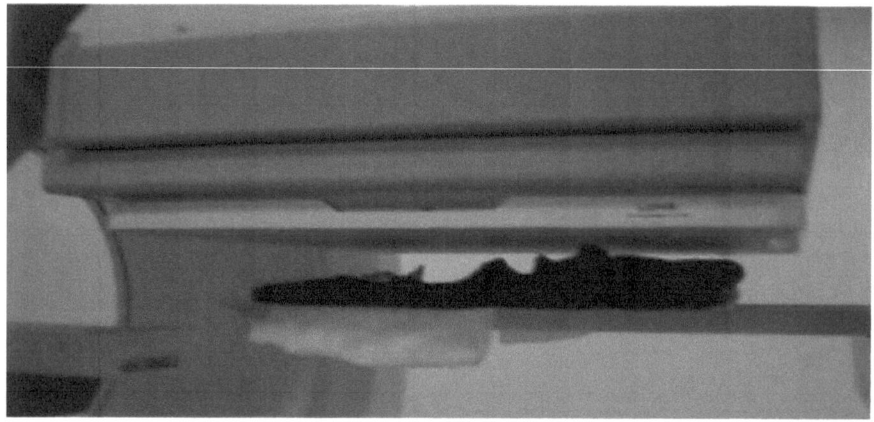

Figura 3-11: a imagem mostra o centro do fantoma de inundação durante o teste de controlo de qualidade da uniformidade (vista lateral)

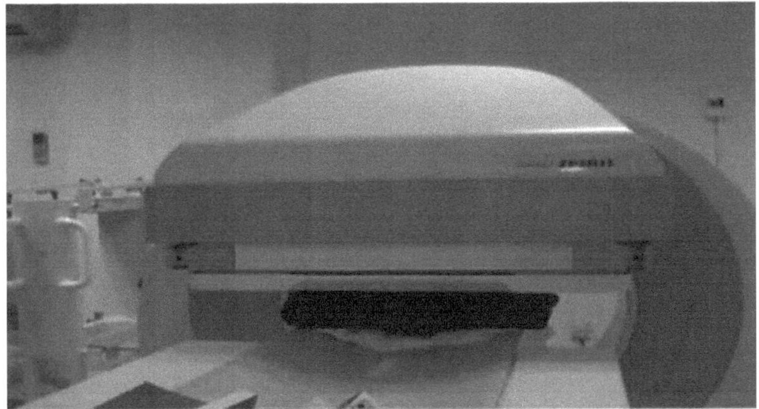

Figura 3-12: a imagem mostra o centro do fantoma de inundação durante o teste de controlo de qualidade da uniformidade (vista frontal)

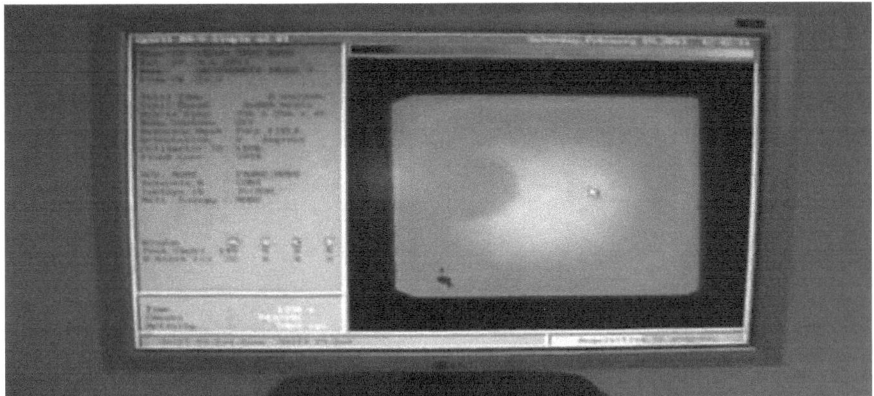

Figura 3-13: imagem do posto de trabalho durante a aquisição do ensaio de controlo da qualidade da uniformidade

O fantoma de barra de quadrante foi colocado sobre o fantoma de inundação de líquido que já estava centrado na mesa da câmara gama e foram obtidas várias imagens utilizando diferentes tamanhos de matriz de 256 X 256, 512 X 512 e 1024 X 1024 com 20% de centro da janela de energia (fig. 3-14 e fig. 315).

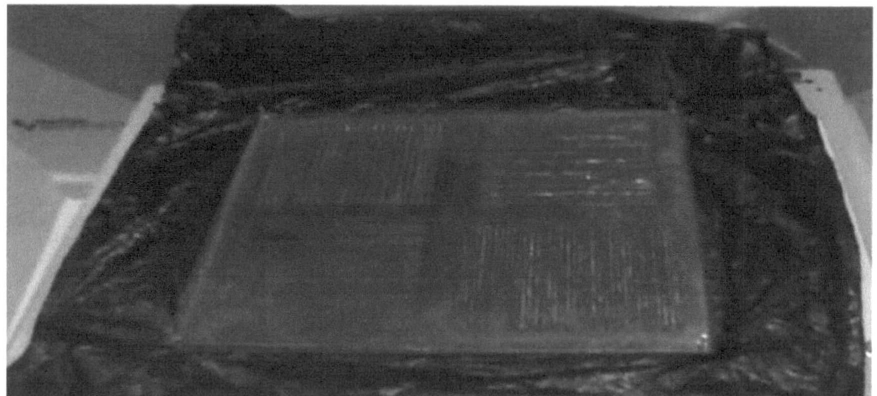

Figura 3-14: a imagem mostra o centro do fantoma de barra quadrada durante a aquisição do teste de controlo de qualidade da linearidade intrínseca e da resolução

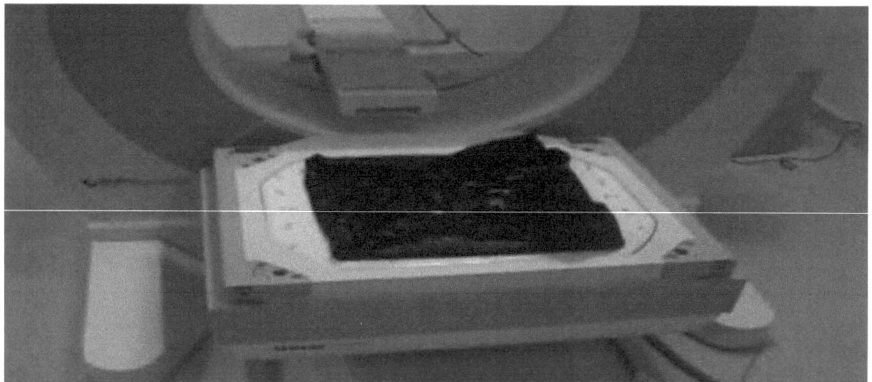

Figura 3-15: imagem que mostra o centro do fantoma de barra quadrada durante a aquisição do teste de controlo de qualidade da linearidade intrínseca e da resolução

O terceiro conjunto de imagens foi obtido utilizando uma fonte pontual de 1mCi de^{99m} Tc, a fonte foi colocada a uma distância cinco vezes superior ao tamanho do campo de visão (FOV), tal como recomendado pela NEMA 2001, para assegurar uma irradiação uniforme do fantoma de barra, e o fantoma de barra foi centrado sobre a cabeça da câmara, tendo sido obtidas imagens utilizando uma janela de energia de 20% com diferentes tamanhos de matriz de 256 X 256, 512 X 512 e 1024 X 1024 (fig. 3-16).

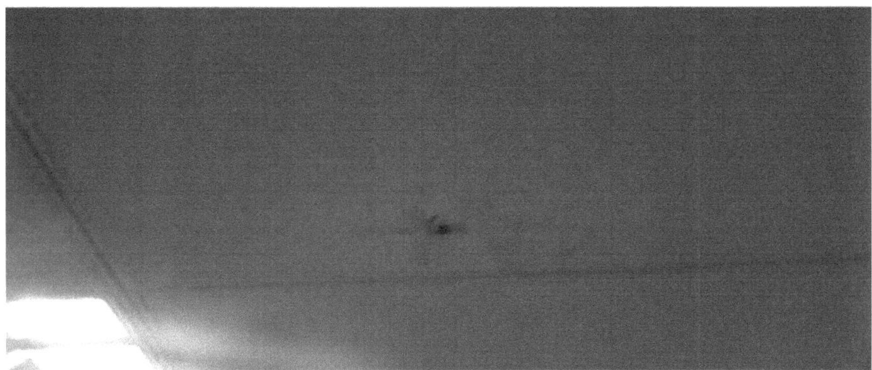

Figura 3-16: a imagem mostra a fonte pontual centrada no solo durante a aquisição do controlo de qualidade da linearidade intrínseca e da resolução

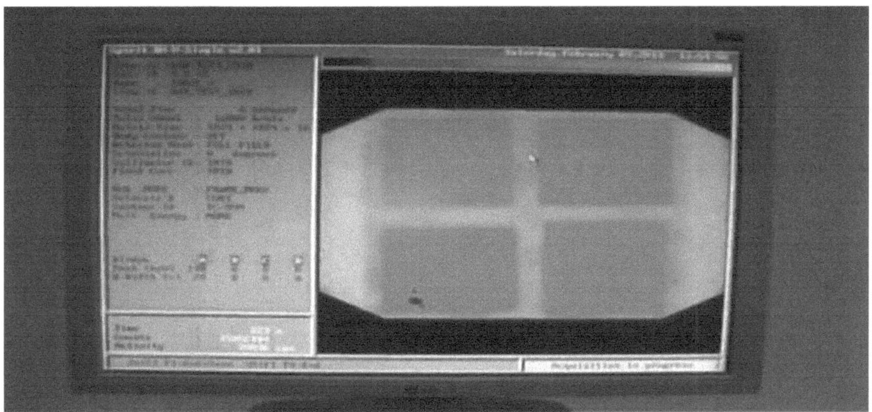

Figura 3-17: imagem da estação de trabalho durante a aquisição do ensaio de controlo da qualidade da linearidade e da resolução

A resolução da câmara gama foi medida de acordo com o software da câmara como largura total a meio máximo (FWHM) e largura total a dez máximos (FWTM) para o campo de visão central (CFOV) e o campo de visão útil (UFOV). Para a resolução extrínseca, a FWHM para CFOV foi de 4,55 e 4,63 para FWTM, para CFOV a FWHM foi de 4,49 e 4,55 para FWTM. Para a resolução intrínseca, a FWHM para CFOV foi de 4,38 e 4,46 para FWTM, para UFOV a FWHM foi de 4,44 e 4,50 para FWTM. A uniformidade diferencial também foi medida e foi igual a 25% para UFOV e 12,2% para CFOV, em comparação com os valores aceites de 21,9% e 1,6% para UFOV e CFOV, respetivamente. A uniformidade integral foi de 44,2% para o UFOV e 29,3% para o CFOV, em comparação com os valores aceitáveis de 22,9% para o UFOV e 2,1% para o CFOV.

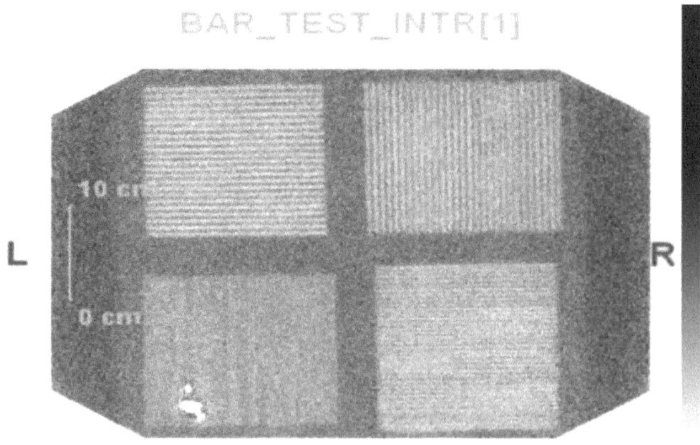

Figura 3-18: imagem do fantoma de barra

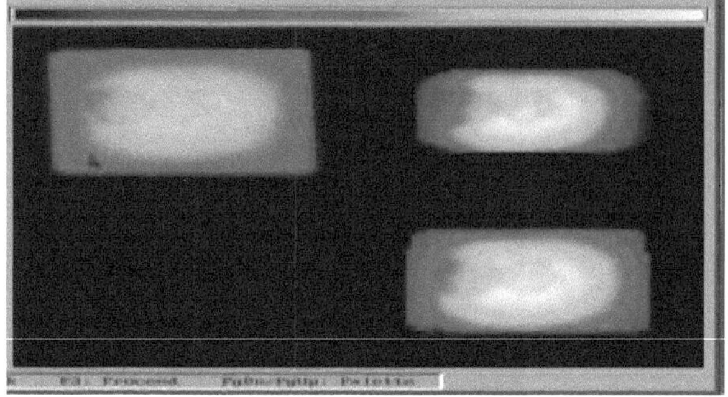

Figura 3-19: imagem do fantoma de inundação de líquido

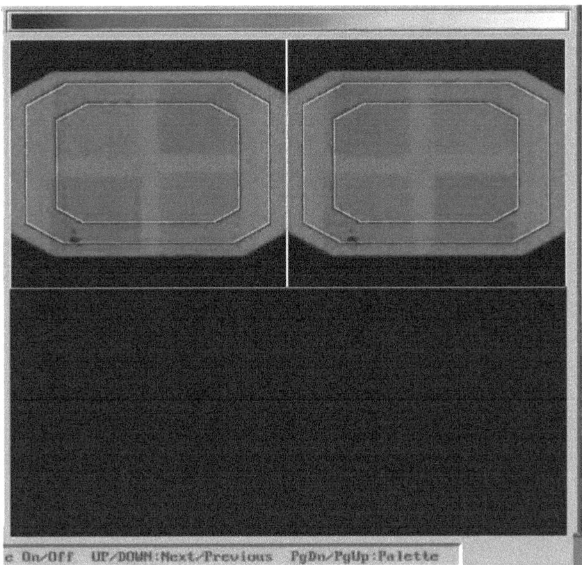

Figura 3-20: imagem do fantoma de barra quadrada com CFOV e UFOV apresentados

Surgiram algumas limitações no primeiro modelo, incluindo a não homogeneidade da fonte radioactiva no fantoma de inundação líquida, resultante da fraca espessura do material Perspex utilizado no fabrico do fantoma e do aparelho aberto mais pequeno, o que resulta na presença de algumas bolhas de ar no fantoma. A presença da bolha afecta diretamente a medida da uniformidade integral e diferencial, porque o ar actua como um artefacto na homogeneidade da fonte e resulta numa imagem de má uniformidade devido à má distribuição da atividade no fantoma, ou seja, a presença de pontos quentes e frios na imagem.ou seja, presença de pontos quentes e frios na imagem. A espessura de 1 mm de chumbo parece não ser suficiente para absorver a abundância de fotões gama, especialmente os fotões de elevado fluxo provenientes do fantoma líquido. No entanto, a espessura de 1 mm de chumbo apresentou bons resultados para o baixo fluxo de fotões da fonte pontual, ou seja, a espessura de 1 mm foi boa para a resolução intrínseca e a linearidade, embora tenha resultado numa má qualidade de imagem das medições da resolução extrínseca e da linearidade extrínseca. O investigador tem em conta as desvantagens e as limitações do primeiro modelo para conceber um novo modelo que ultrapasse as limitações do primeiro modelo.

3-2 Modelo dois:

Ao fabricar o segundo fantoma, o investigador concebeu-o para ultrapassar os problemas enfrentados pelo primeiro fantoma, utilizando uma espessura de chumbo de 10 mm com uma máquina de corte computorizada em vez de uma espessura de chumbo de 1 mm com uma máquina de corte manual, e a utilização de Perspex em vez de borracha, em que o Perspex permite que as ranhuras tenham uma profundidade de 10 mm em vez de 1 mm na borracha, e, por último, utilizando Perspex de 10 mm de espessura em vez de Perspex de 1 mm no fabrico do fantoma de inundação líquida. O modelo número dois também é composto por duas partes: a primeira parte, que simula o fantoma de inundação líquida para medir todos os tipos de uniformidade, e a segunda parte, que simula o fantoma de barra de quadrante para medir a resolução e a linearidade da plaina e da câmara gama SPECT de tomografia computorizada de emissão de fotão único.

A parte um é uma combinação de seis peças diferentes de material Perspex, a peça número um era um Perspex de 42 X 42 cm de diâmetro e 10 mm de espessura, a peça número dois era um Perspex de 42 X 42 cm com uma espessura de 1 cm e um aparelho aberto com 0,5 cm de diâmetro foi feito na parte superior.5cm de diâmetro na parte superior da folha de Perspex para atuar como via de entrada da água e dos materiais radioactivos e também para controlar a presença de bolhas de ar no fantoma e também para assegurar a homogeneidade do radiotraçador no interior do fantoma de inundação, as outras quatro peças restantes tinham uma dimensão de 42 X 1 cm e foram utilizadas para ligar as peças de Perspex número um e dois, sendo a ligação feita com materiais de silicone. O aparelho aberto feito no fantoma tem um diâmetro de 0,5 cm e é fechado e reaberto com uma forma piramidal feita de madeira.

O investigador utilizou uma espessura de 10 mm de Perspex em vez da espessura de 1 mm utilizada no primeiro modelo para ultrapassar a limitação mostrada no primeiro modelo, assegurando uma boa homogeneidade do material radioativo e diminuindo a possibilidade de formação de bolhas de ar que levam à presença de pontos quentes e frios que afectam diretamente o resultado do ensaio, ou seja, o investigador utilizou uma espessura de 1 cm para ultrapassar a limitação do fantoma de inundação do primeiro modelo e para ultrapassar a desvantagem do resultado do fantoma líquido. O simulador de inundação de líquido do segundo modelo foi fabricado e introduzido pela empresa de engenharia de Cartum, a pedido do investigador.

A segunda parte, que simula o fantoma de barra de quadrante e é utilizada para medir alguns testes de controlo de qualidade da câmara gama, inclui a linearidade e a resolução extrínsecas e a linearidade e a resolução intrínsecas. O fantoma de barra quadrada era composto por cinco temas principais, nomeadamente

- Uma folha de Perspex com 46 X 46 cm e 5 mm de espessura, com quatro pequenos orifícios (0,2 mm de diâmetro) em cada canto da folha, orifícios esses que desempenham um papel na fixação de todo o componente do fantoma. A função da folha era manter todos os outros objectos do fantoma sobre ela.

- O segundo objeto que continha o fantoma era uma folha de Perspex com dimensões de 46 X 46 cm de diâmetro e 5 mm de espessura, também com orifícios feitos em cada canto da folha para desempenhar um papel na fixação de todos os componentes do fantoma. A principal função desta folha era cobrir os outros elementos do fantoma que já estava fixado na folha do primeiro ponto.

- A terceira parte do fantoma de barra quadrada era uma folha de Perspex com dimensões de 42 X42 cm e 5 mm de espessura, a folha de Perspex foi dividida em quatro áreas principais, cada uma com dimensões de 20 X 20 cm, foram feitas ranhuras dentro destas áreas da folha com dimensões definidas, utilizando uma máquina de corte a laser, a primeira área localizada no canto superior direito da folha, que contém 26 ranhuras com dimensões de 18 cm X 0,35 cm e separadas umas das outras por uma distância de 3,5 mm.35cm e separadas umas das outras por uma distância de 3,5mm, a área localizada no canto inferior direito foi a segunda área e nesta área foram feitas 30 ranhuras com 18cm de comprimento e 3mm de largura e cada ranhura adjacente foi separada por uma distância de 3mm, a terceira área localizada na área inferior esquerda contendo 32 ranhuras com dimensão de 18cm X 0.25 cm com uma distância de 2,5 mm entre cada uma das ranhuras mais próximas e o último quadrado, localizado no canto superior esquerdo da folha, contém 32 ranhuras com 18 cm de comprimento e 2 mm de largura e separadas umas das outras por um fator de 2 mm. Na extremidade do fantoma, ou seja, nos restantes 2 cm, foi feita uma ranhura grande com 36 cm de comprimento e 5 mm de largura e o principal objetivo desta ranhura era medir a linearidade da câmara gama através da medição da função de transferência de modulação (MTF) da função de propagação da linha (LSF).

A parte número quatro do fantoma era constituída por materiais de chumbo. O chumbo foi fabricado com uma dimensão semelhante à dimensão das ranhuras discutidas no ponto anterior, por forma a que o chumbo se incorpore nessas ranhuras. Primeiro, introduziu-se uma grande folha de aço (que afecta menos a temperatura do que o chumbo) e fizeram-se ranhuras dentro da folha de aço utilizando uma máquina de fresar com fresa (tipo joelho. Inglaterra 1957). As dimensões das ranhuras eram 18cm X 0,35cm, 18cm X 0,3cm, 18cm X 0,25cm, 18cm X 0,2cm e 36cm X 0,5cm. O segundo passo foi colocar o material de chumbo numa máquina de aquecimento (fogão a gás) durante 10 minutos a mais de 327.5° C (ponto de fusão do chumbo) para que o chumbo fosse convertido para a fase líquida em vez da fase vendida, então o chumbo líquido foi distribuído sobre as ranhuras da chapa de aço (fig. 3-21), após um curto intervalo de tempo o chumbo líquido foi reconvertido para o estado sólido e bateu no molde de aço por hummers para separar o chumbo do molde de aço, em seguida, as peças de chumbo foram recolhidas depois de garantir que não havia qualquer defeito de enchimento de fissuras na barra de chumbo.

- . O investigador repete este processo até recolher um número de chumbo compatível com o número de ranhuras feitas na folha de Perspex. De seguida, os pedaços de chumbo recolhidos foram alisados com uma fresa especial.

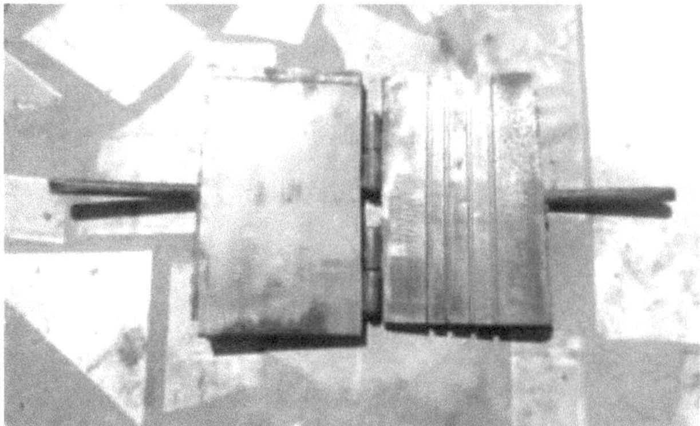

Figura 3-21: a imagem mostra o molde de aço

- Os últimos elementos do fantoma são quatro pregos que funcionam como fixadores de todo o componente do fantoma.

O Perspex com ranhuras (ponto 3) foi fixado à folha de Perspex (ponto 1) utilizando material de silicone, depois introduziu-se um pedaço de chumbo (ponto 4) que foi embutido nas ranhuras do Perspex (ponto 3), a segunda folha de Perspex (ponto 2) foi colocada na parte superior do fantoma e todos os componentes do fantoma foram fixados entre si utilizando os quatro pregos (ponto 5).

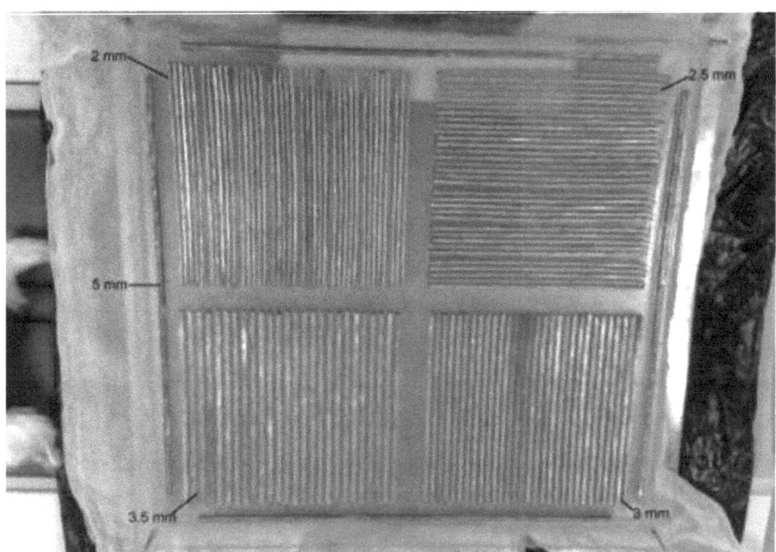

Figura 3-22: a imagem mostra o fantoma par com a espessura do chumbo apresentada

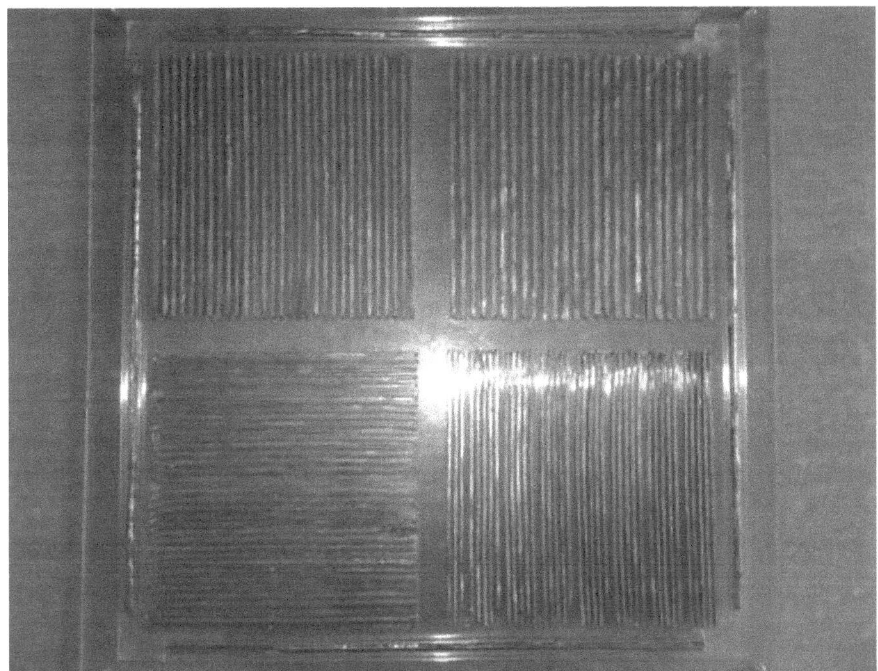

Figura 3-23: a imagem mostra o fantoma par completo

3-2-1 Métodos de recolha de dados:

Todo o fantoma foi testado e experimentado no Mak Nimr University Hospital, departamento de medicina nuclear, modelo Nucline Sprit, câmara gama SPECT de cabeça única, fabricada à fome e instalada em 2009 no Sudão. O método de experimentação, aquisição de imagens e recolha de dados foi efectuado de acordo com os parâmetros recomendados pela NEMA, IAEA, Zenzonico (2009), Sokolo et.al. (2010) e parâmetros específicos do manual da câmara.

O primeiro passo foi a preparação do fantoma de inundação líquida, adicionando uma mistura de água (1500 ml) e $Na^{99m}TcO4$ (1,3 mCi) ao fantoma, utilizando o aparelho aberto do fantoma, depois de se ter assegurado que não havia qualquer presença de bolhas de ar no fantoma, agitou-se suavemente para garantir a homogeneidade do material radioativo no fantoma. O $Na^{99m}TcO4$ foi recolhido do gerador de $15GBq^{99}Mo$-^{99m}Tc, Monrol, Turquia, através do processo de eluição com 10 ml de NaCl e a atividade específica foi medida para determinar a quantidade de volume adicionada ao fantoma.

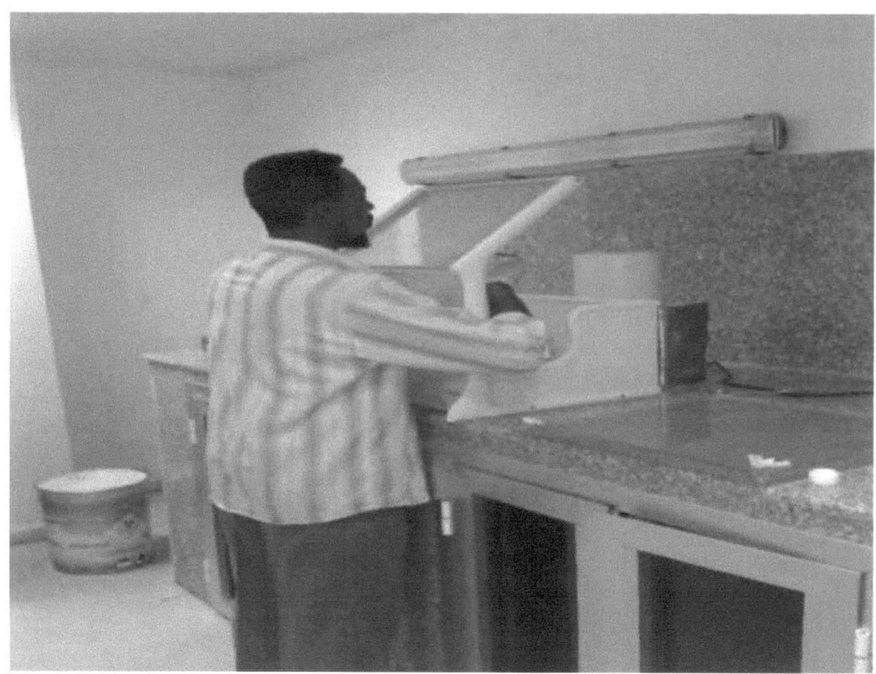

Figura 3-24: a imagem mostra o técnico de medicina nuclear durante a preparação de^{99m}Tc para o fantoma de inundação

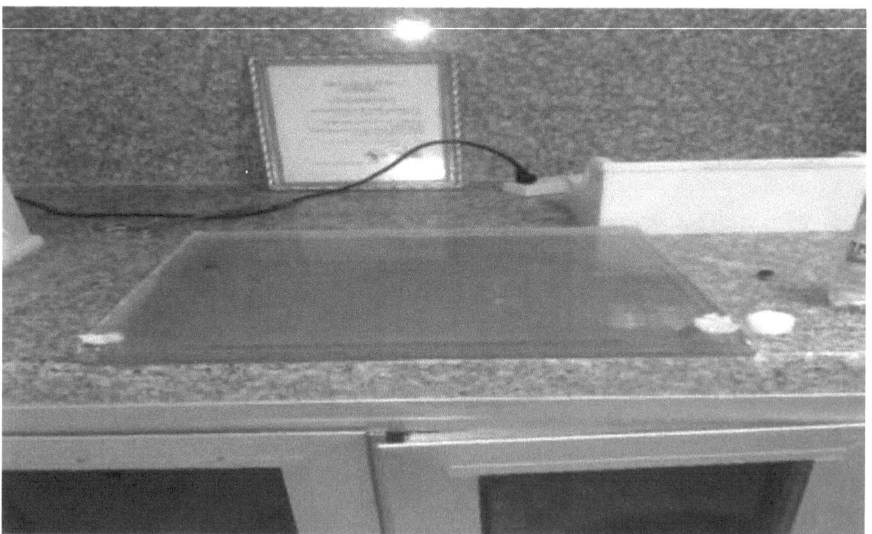

Figura 3-25: a imagem mostra o fantoma de inundação após a preparação

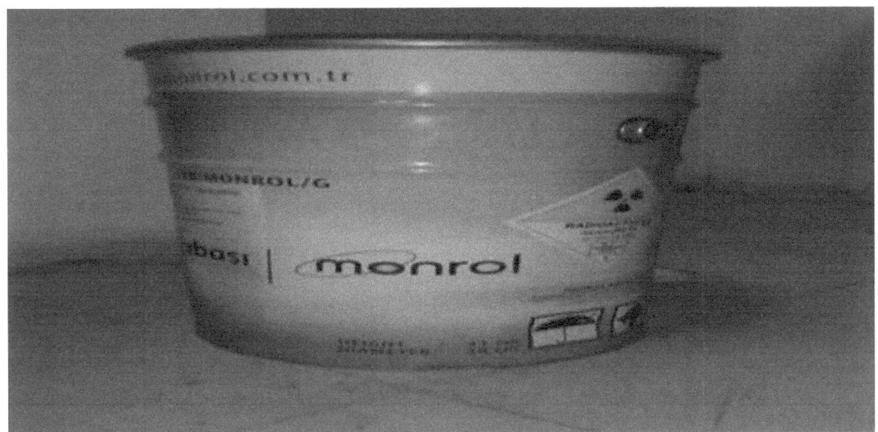

Figura 3-26: a imagem mostra o gerador[99] Mo-[99m] Tc utilizado

O segundo passo consistiu em centrar o fantoma líquido na mesa da câmara, de frente para o campo de visão central (CFOV), e a imagem foi adquirida utilizando o modo de contagem de 16 milhões de contagens em 2014 segundos, a uma taxa de 7749 cps, utilizando o parâmetro de tamanho de matriz 256 X 256 X 16, contorno do corpo desligado, máscara do detetor de campo total, orientação de 0 graus, colimador de baixa energia e alta resolução, correção intrínseca de inundação, pico de energia de 140KeV e largura de janela de energia de 20%. O investigador utilizou sacos de plástico e materiais absorvíveis, colocados entre o fantoma líquido e a mesa e a cabeça da câmara gama, como medida de prevenção para evitar qualquer possibilidade de contaminação durante a experiência.

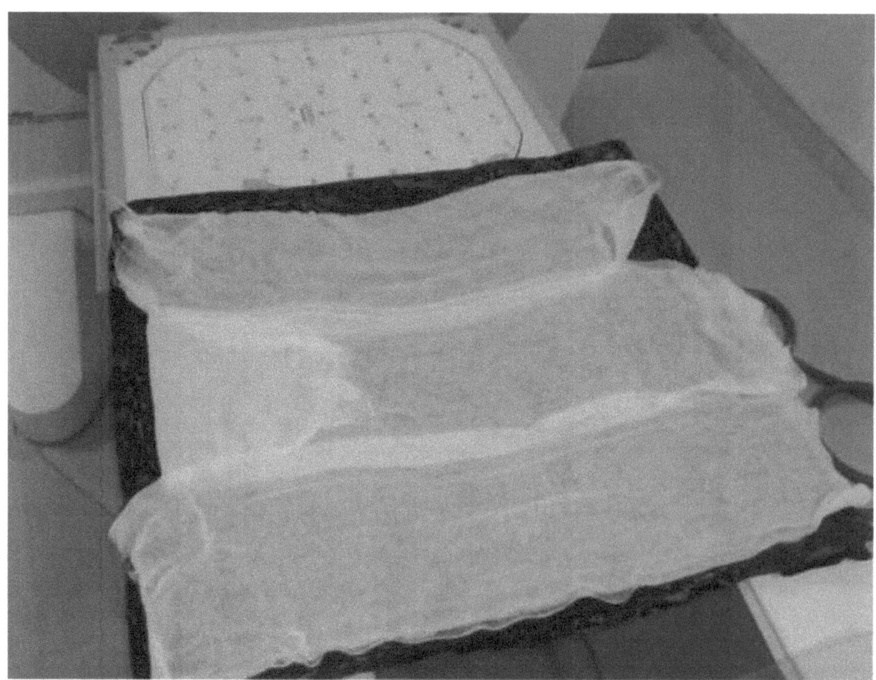

Figura 3-27: a imagem mostra os sacos de plástico e o material absorvível na cabeça da câmara gama

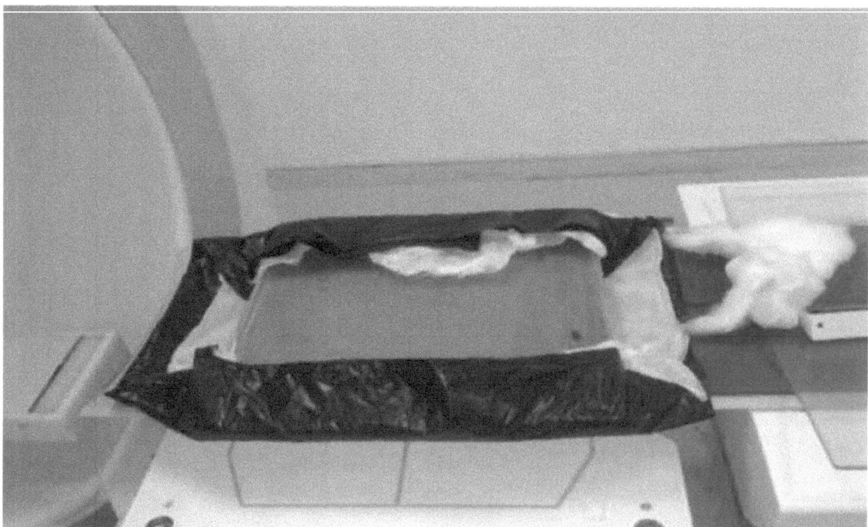

Figura 3-28: a imagem mostra o centro do fantoma de inundação na mesa da câmara com o colimador inferior

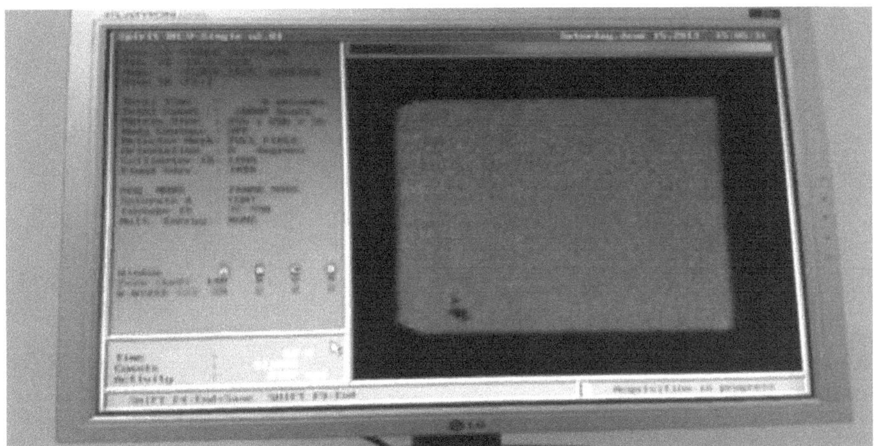

Figura 3-29: a imagem mostra o computador do posto de trabalho durante a inundação imagem de origem

A terceira etapa consistiu em recolher e centrar o fantoma de quadrante de barra sobre o fantoma de inundação centrado na mesa da câmara gama, enquanto o detetor superior ao fantoma e centrado ficava perpendicular um ao outro. Utilizaram-se também sacos de plástico e materiais absorvíveis para evitar qualquer contaminação que possa ocorrer durante o carregamento do fantoma de barra pesada na fonte de inundação líquida. Foram adquiridos conjuntos de imagens em série utilizando um parâmetro variável de tamanho da matriz da imagem, que inclui 64 X 64 X 16, 128 X 128 X 16, 256 X 256 X 16, 512 X 512 X 16, 1024 X 1024 X 16, 64 X 64 X 32, 128 X 128 X 32, 256 X 256 X 32, 512 X 512 X 32 e 1024 X 1024 X 32 de tamanho da matriz, enquanto os parâmetros fixos incluem o modo de aquisição de modo de fotograma, janela de pico de energia de 140KeV, janela de energia de 20%, orientação de 0 graus, colimador de baixa energia de uso geral, máscara de detetor de campo completo e correção de inundação do sistema intrínseco. A imagem de energia contém pelo menos 16000 contagens de K e o tempo médio de aquisição de cada imagem é de cerca de 200 segundos.

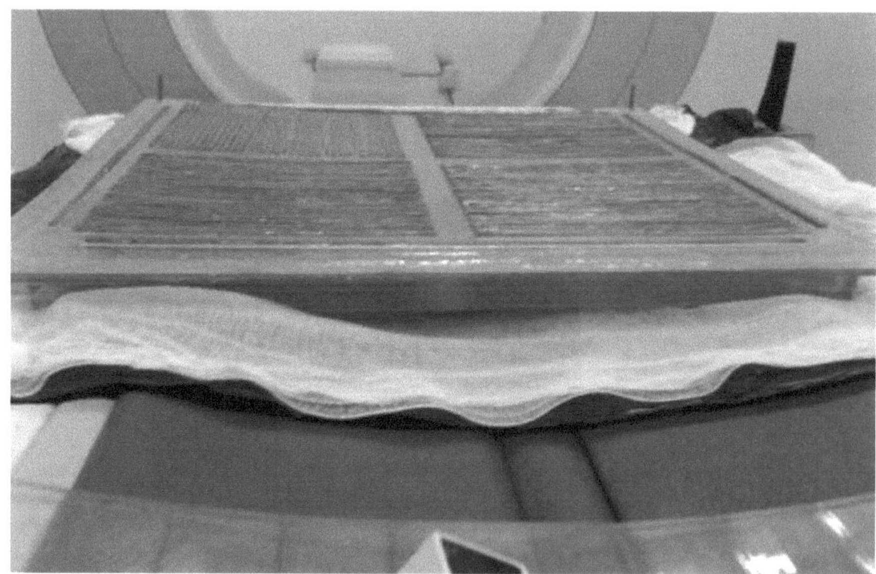

Figura 3-30: a imagem mostra o fantoma par centrado sobre o fantoma de inundação (vista frontal)

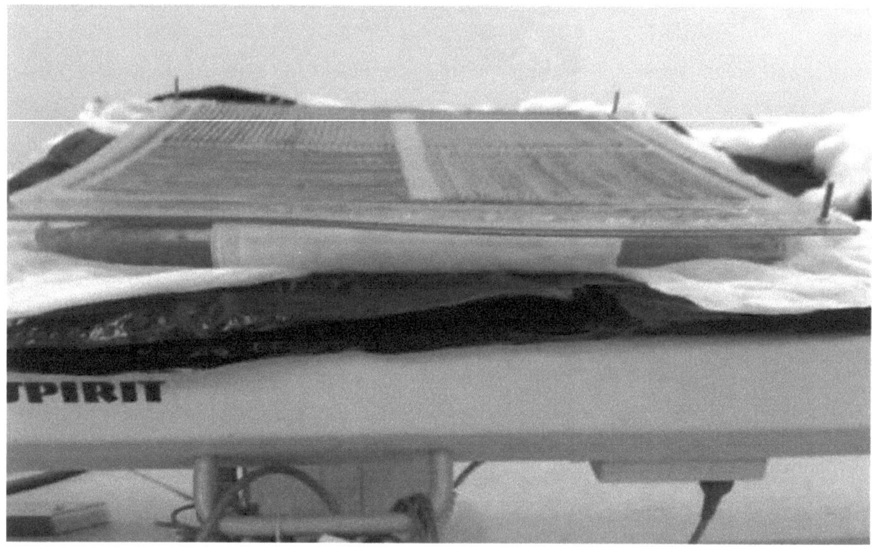

Figura 3-31: a imagem mostra o fantoma par centrado sobre o fantoma de inundação (vista lateral)

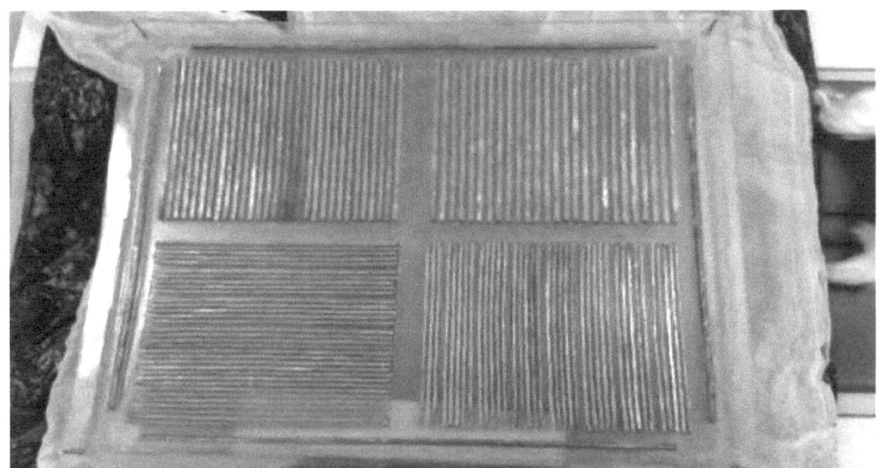

Figura 3-32: a imagem mostra o fantoma par centrado sobre o fantoma de inundação (vista superior)

O quarto passo foi a remoção do colimador do detetor da câmara gama com uma fonte pontual de $1mCi^{99m}$ Tc fixada no teto perpendicularmente à cabeça da câmara, o investigador utilizou o mesmo centro de posicionamento no terceiro passo, foram adquiridos conjuntos de imagens em série utilizando a máscara do detetor de campo total, orientação de 0 graus, detetor intrínseco sem colimador, correção de inundação intrínseca, modo de aquisição em modo de fotograma, pico de energia de 140 KeV e largura de janela de energia de 20% com conjuntos de matrizes de tamanho variável de 64 X 64, 128 X 128, 256 X 256, 512 X 512 e 1024 X 1024 com 16 ou 32 palavras. Cada imagem contém 16 milhões de contagens adquiridas num intervalo de tempo médio de 200 segundos.

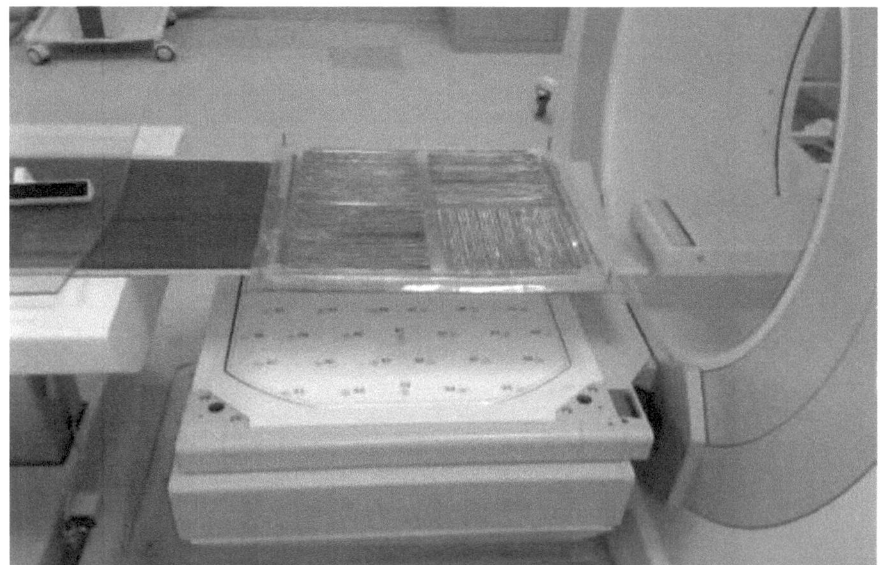

Figura 3-33: a imagem mostra o fantoma par centrado sobre a mesa da câmara e a cabeça por baixo do fantoma sem colimador (vista frontal)

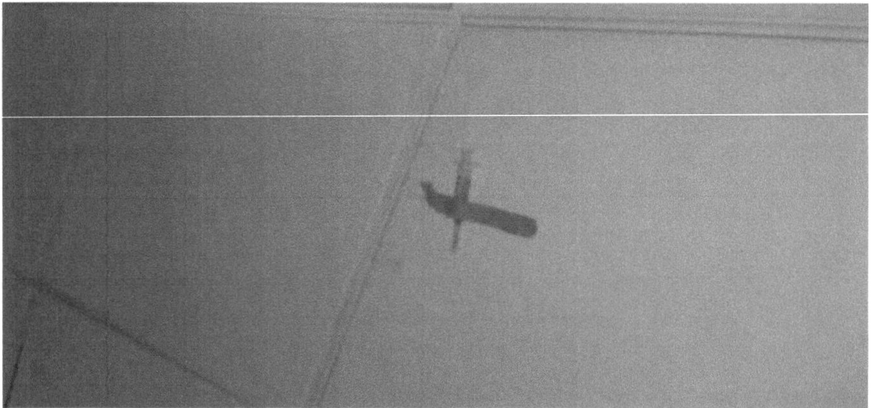

Figura 3-34: a imagem mostra a fonte pontual centrada sobre a cabeça da câmara no teto

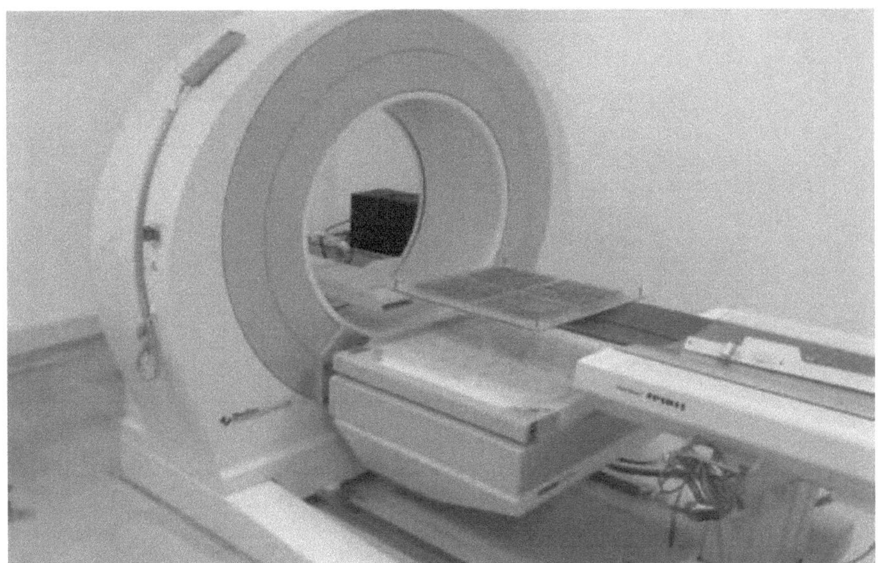

Figura 3-35: a imagem mostra o fantoma par centrado entre a cabeça da câmara e a fonte pontual na mesa da câmara

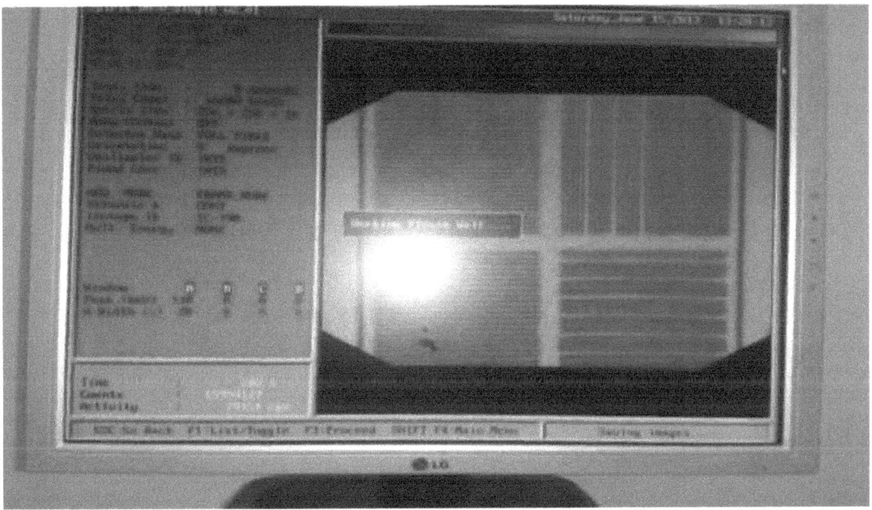

Figura 3-36: a imagem mostra o posto de trabalho durante a imagem do fantoma da barra intrínseca com uma matriz de 256 X 256

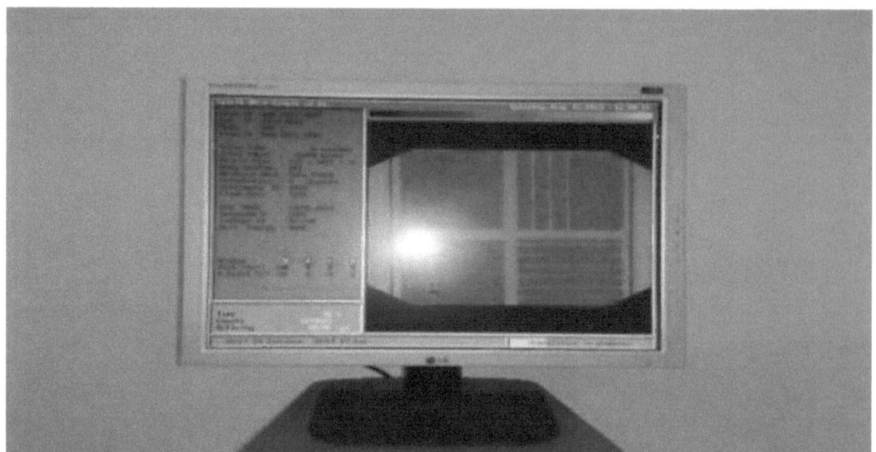

Figura 3-37: a imagem mostra o posto de trabalho durante a imagem do fantoma da barra intrínseca com uma matriz de 512 X 512

O quinto passo foi a remoção do colimador e a remoção do material radioativo do fantoma de inundação, utilizando precauções simples de descontaminação para garantir que não havia qualquer tipo de contaminação. O investigador utilizou também um detetor de contaminação e um medidor de sondagem para analisar todas as áreas de trabalho durante a experiência, incluindo o laboratório quente, a sala da câmara gama e o armazenamento de resíduos.

Mesmo com a evolução do resultado do primeiro fantoma, o investigador segue a recomendação de Michael K et.al: Embora o fantoma de barra de 4 quadrantes seja o fantoma mais utilizado para medições da resolução do sistema, não é ideal para a avaliação da linearidade do sistema. Assim, padrões de teste como o padrão de orifícios ortogonais ou o fantoma de linhas paralelas com espaçamento igual são preferíveis ao fantoma de quatro quadrantes, pois permitem avaliar tanto a linearidade como a resolução. O investigador utilizou um fantoma de fenda modificado para medir tanto a linearidade como a resolução em vez do fantoma de quatro quadrantes, sendo esta a ideia de base para o fabrico da última versão do fantoma.

3-3 Fantasma nº Três:

O fantoma de fenda e o fantoma de quatro barras quadradas são dois tipos de fantomas utilizados para medir a resolução e a linearidade da câmara gama. O investigador fabricou o fantoma de fenda para comparar os resultados destes dois fantomas.

3-3-1 Primeira parte: O fantoma de fenda, quando feito de materiais de chumbo puro, um pedaço de chumbo de 20cm X 20cm foi feito depois de converter os materiais de chumbo em líquido usando o forno de $400C^0$ durante 10min e, em seguida, o chumbo líquido foi moldado conforme exigido pelo investigador e deixado para ser reconvertido no formato vendido dessa forma, o pedaço de chumbo foi então introduzido na máquina CNC no KHARTOUM CENTER FOR TAINNG THR TRAINEE e as ranhuras dentro do pedaço de chumbo foram feitas com diferentes comprimentos e espessuras, o comprimento das ranhuras variou de 5 cm a 18 cm enquanto a espessura variou de 10 mm a 4 mm.

3-3-2 Segunda parte: o fantoma de inundação líquida. Trata-se de uma combinação de seis peças diferentes de material Perspex, a peça número um era um Perspex de 42 X 42 cm de diâmetro e 10 mm de espessura, a peça número dois era um Perspex de 42 X 42 cm com 1 cm de espessura e um aparelho aberto com 0,5 cm de diâmetro foi feito na parte superior.5 cm de diâmetro na parte superior da folha de Perspex para atuar como via de entrada da água e dos materiais radioactivos e também para controlar a presença de bolhas de ar no fantoma e para assegurar a homogeneidade do radiotraçador no interior do fantoma de inundação. As outras quatro peças restantes tinham uma dimensão de 42 x 1 cm e foram utilizadas para ligar as peças de Perspex número um e dois, tendo a ligação sido feita com materiais de silicone.

Os aparelhos abertos feitos no fantoma têm um diâmetro de 0,5 cm e são fechados e reabertos com uma forma piramidal feita de madeira.

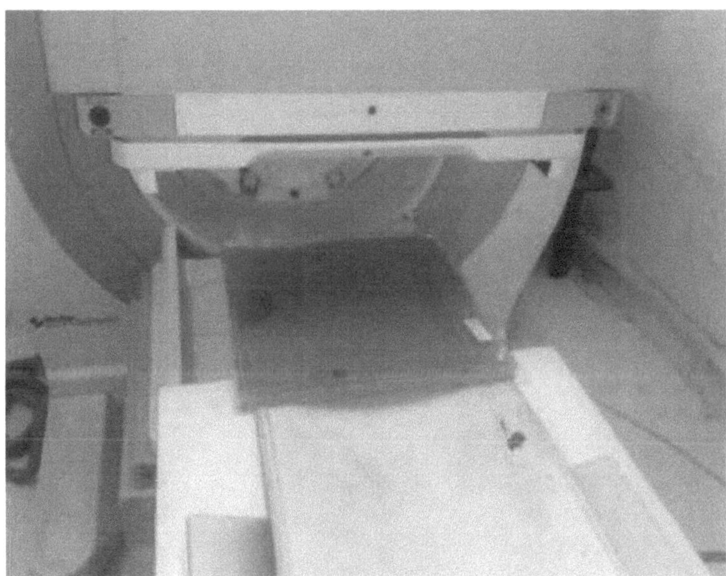

Figura 3-38: imagem do fantoma de inundação

O investigador utilizou uma espessura de 10 mm de Perspex em vez da espessura de 1 mm utilizada no primeiro modelo para ultrapassar a limitação apresentada no primeiro modelo, assegurando uma boa homogeneidade do material radioativo e diminuindo a possibilidade de formação de bolhas de ar que levam à presença de pontos quentes e frios que afectam diretamente o resultado do ensaio, ou seja, o investigador utilizou uma espessura de 1 cm para ultrapassar a limitação do fantoma de inundação do primeiro modelo e para ultrapassar a desvantagem do resultado do fantoma líquido. O simulador de inundação de líquido do segundo modelo foi fabricado e introduzido pela empresa de engenharia de Cartum, a pedido do investigador.

3-3-3 Método de recolha de dados:

Os dois fantomas foram introduzidos no Royal Care International Hospital (RCIH), Departamento de Medicina Nuclear, câmara gama de cabeça dupla Nucline Spirt, fabricada na Hungria e instalada em 2011, e no Radiations and Isotopes Center of Khartoum (RICK), Departamento de Medicina Nuclear, câmara gama de cabeça dupla Nucline Spirt, fabricada na Hungria e instalada em 2007. Foi preparado um fantoma de inundação com a adição de 1,3 mCi de Na^{99m} TcO4 a um volume de um litro, o isótopo^{99m} Tc foi obtido a partir do gerador^{99} Mo/^{99m} Tc, da empresa Monrol, fabricado na Turquia (fig. 3-29). Verificou-se se o fantoma estava isento de bolhas de ar e agitou-se suavemente para garantir a homogeneidade do radiotraçador no fantoma. Em seguida, o fantoma foi colocado na mesa da câmara gama, virado para o campo de visão central (CFOV), e a imagem foi adquirida utilizando uma matriz de 512 X 512, a imagem contém milhões de contagens e esta imagem demonstra a uniformidade extrínseca da câmara.

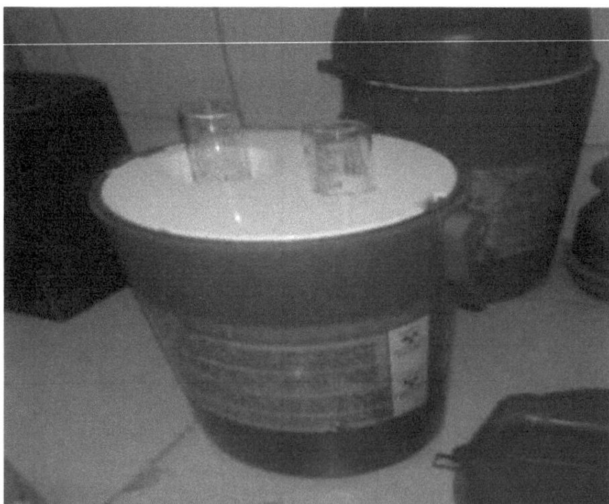

Figura 3-39: Imagem do gerador de^{99} Mo/ Tc^{99m}

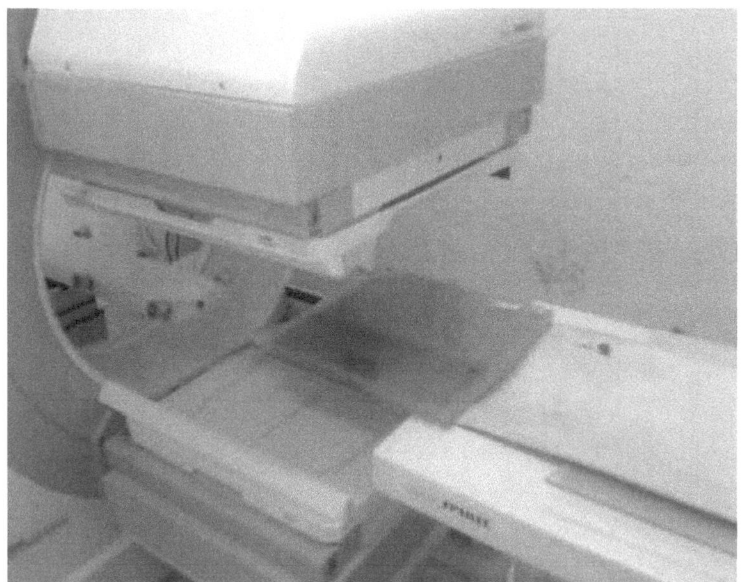

Figura 3-40: A imagem mostrou o fantoma de inundação de líquido durante a aquisição

O fantoma de fenda foi então colocado no centro do fantoma de inundação líquida, perpendicular à cabeça da câmara e virado para o CFOV da câmara. Foi então adquirido um conjunto de imagens utilizando uma matriz de 512 X 512 e o fantoma de fenda foi orientado para cada imagem durante 90°. Este conjunto de imagens demonstra a resolução extrínseca e a linearidade da câmara.

Figura 3-41: A imagem mostra o fantoma de fenda e o fantoma de inundação durante a

aquisição

Em seguida, os dois fantomas foram retirados da câmara e também o colimador da câmara foi retirado, e a fonte pontual de 1 mCi^{99m} Tc foi colocada no teto da sala de imagiologia a uma distância igual a cinco vezes o FOV da câmara e a imagem foi adquirida utilizando o tamanho da matriz 512 X 512, esta imagem demonstrou a uniformidade intrínseca da câmara. Em seguida, o fantoma de fenda foi centrado entre a fonte pontual e a cabeça da câmara e as imagens foram adquiridas utilizando o mesmo tamanho de matriz, tendo esta imagem demonstrado a linearidade intrínseca e a resolução da câmara.

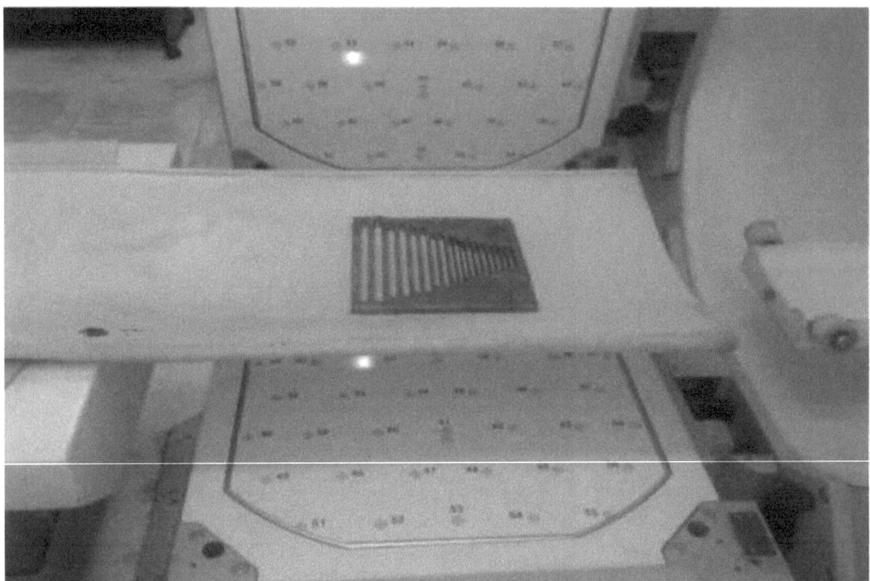

Figura 3-42: A imagem mostra o fantoma de fenda centrado durante a imagem intrínseca

O investigador utilizou o fantoma de fenda em vez do fantoma de quadrante de 4 barras, tal como recomendado por Michael K. at.al., que demonstrou que o fantoma de quadrante de quatro barras não era ideal para medir a linearidade da câmara, ao passo que o fantoma de fenda foi considerado ideal para medir a linearidade e a resolução da câmara.

3-4 Descrição do programa independente:

O software de Q.C. desenvolvido complementa o software específico de fabrico das câmaras, fornecendo uma plataforma de processamento independente, independentemente do tipo de câmara. O software deve basear-se nas recomendações da NEMA relativas ao processamento e à análise dos dados (9). O nosso software independente para análise da imagem de controlo de qualidade da câmara gama foi basicamente concebido de acordo com as equações e os parâmetros recomendados pela publicação NU 1-2007 da NEMA Standards, que descreve como realizar testes de controlo de qualidade de processos e relatórios para câmaras gama e SPECT, e executado em IDL (Interactive Data Language for windows integrated development environment version 6.1), é capaz de calcular a resolução espacial intrínseca e a linearidade (ISR e ISL), a resolução espacial intrínseca e a linearidade (ESR e ESL), a uniformidade intrínseca e extrínseca integral e diferencial. O programa tem por objetivo tornar o processamento dos dados Q.C. simples, fácil e independente do fabrico. Tornar o nosso programa independente do ambiente IDL e desenvolver uma geração automática de relatórios utilizando, por exemplo, LaTex, é a nossa visão de que o software será de acesso livre.

Aquisição LSF: o perfil de linha que contém os dados de pixel máximo foi adquirido e foi efectuada uma extrapolação linear para condicionar os dados para a estimativa espetral (8).

Cálculo da MTF: a MTF foi obtida a partir da transformação rápida de Fourier (FFT) da função de dispersão de linhas LSF e da normalização para a unidade de frequência espacial zero.

Capítulo 4: Resultado

O fantoma fabricado foi comparado com o fantoma SPECT normalizado para determinar em que medida imita o fantoma normalizado tendo em vista o teste de controlo de qualidade.

4-1 Resolução:

O fantoma concebido foi extraído dos parâmetros do fantoma indicados pela Agência Internacional da Energia Atómica DOC-602 , NEMA-2001, Ng et al, Holstensson et al e Islamian et al, que consiste em quatro barras quadradas, tal como recomendado por Zanzorico et al. A parte frontal do fantoma feito de Perspex (42*42*10 cm) mostrado na Figura 4-1 que simula o fantoma de quatro barras quadradas, cada uma com 20*20 cm, que foram ranhuradas por uma mesa de corte a laser (série BCL-B modelo BCL1318B china 1991). O primeiro quadrante contém 26 ranhuras com dimensões de 18*0,35 cm e separadas umas das outras por uma distância de 3,5 mm. O segundo quadrante contém 30 ranhuras com 18 cm*3mm e cada ranhura adjacente foi separada por uma distância de 3 mm, o terceiro quadrante contém 32 ranhuras com dimensão de 18cm * 0,25 cm separadas por uma distância de 2,5 mm e o quarto quadrante contém 32 ranhuras com 18 cm* 2 mm e separadas entre si por um fator de 2 mm. No bordo do fantoma, ou seja, nos restantes 2 cm, foi feita uma grande ranhura com 36 cm de comprimento e 5 mm de largura, que é utilizada para medir a linearidade da câmara gama através da medição da função de transferência de modulação (MTF) da função de propagação da linha (LSF). A parte de trás simula o fantoma de inundação líquida feito de Perspex (42*42*1 cm) Figura 4-2 e tem um orifício de 0,5 cm para ser preenchido com um material radioativo líquido, controlando as bolhas de ar e assegurando a homogeneidade. Em seguida, foram fabricados alguns fios de chumbo em formas lisas e finas, de acordo com a dimensão das ranhuras (18 * 0,35 cm, 18 * 0,3 cm, 18 * 0,25 cm, 18 * 0,2 cm e 36 * 0,5 cm), que foram depois montados nas ranhuras relevantes nos quadrantes frontais. Em seguida, foi introduzida no fantoma uma mistura de água (1500 ml) e Na99mTcO4 (1,3 mCi) através do orifício, com uma mangueira para manter a homogeneidade e a ausência de bolhas de ar. Em seguida, o fantoma foi colocado na marquesa e centrado na câmara gama (modelo Nucline Sprit, SPECT-Hungarian de cabeça única) virada para o campo de visão central (CFOV) e a imagem foi adquirida utilizando o modo de contagem de 16 milhões de contagens durante 2014 segundos a uma taxa de 7749 contagens/segundo (cps) utilizando o parâmetro de tamanho da matriz 256 * 256 * 16, contorno do corpo e campo total. O método de aquisição de imagens, os parâmetros do fantoma e a recolha de dados foram efectuados de acordo com os parâmetros recomendados pela NEMA, IAEA e Ellinor et al.

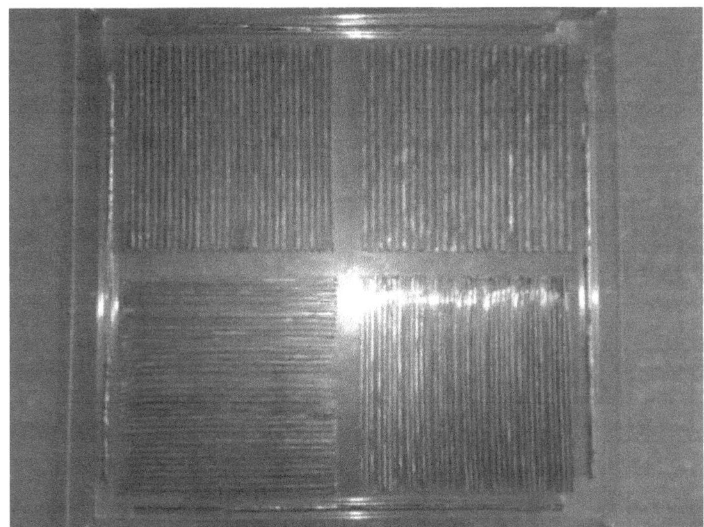

Figura 4-1: mostra a parte frontal do fantoma feito de Perspex (42x42x10 cm) que simula o fantoma de barras de quatro quadrantes, cada um com 20x20 cm.

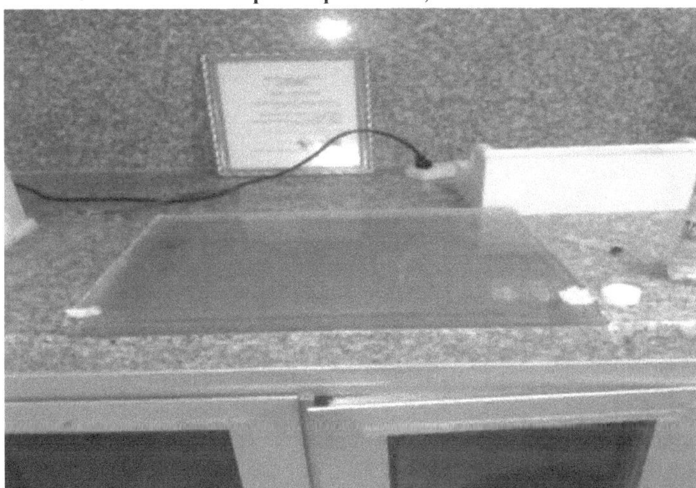

Figura 4-2: mostra a parte de trás que simula o fantoma de inundação líquida feito de Perspex (42x42x1 cm) e tem um orifício de 0,5 cm para ser preenchido com um material radioativo líquido

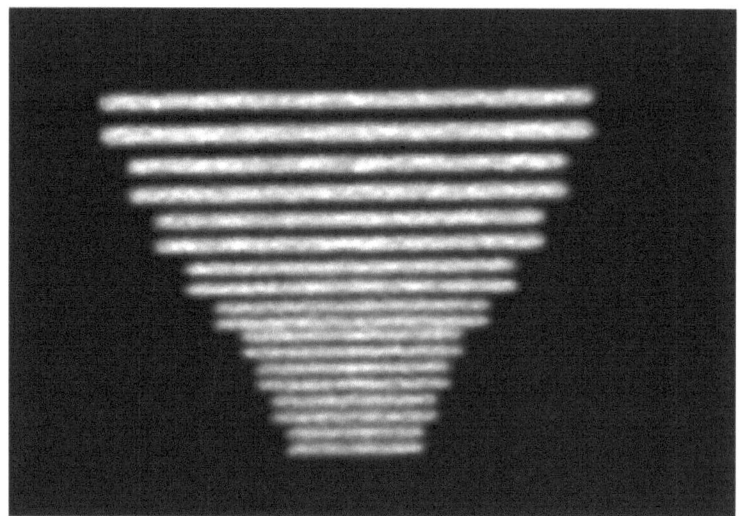

Figura 4-3: Imagem de exemplo do nosso fantoma fabricado

Fiq3: é o resultado do nosso programa para medir o MTF a 10%, o MTF% representado no eixo (Y), enquanto as frequências (ciclo/mm) foram representadas no eixo x. Como resultado, o MTF a 10% corresponde a 0,07 ciclo/mm.

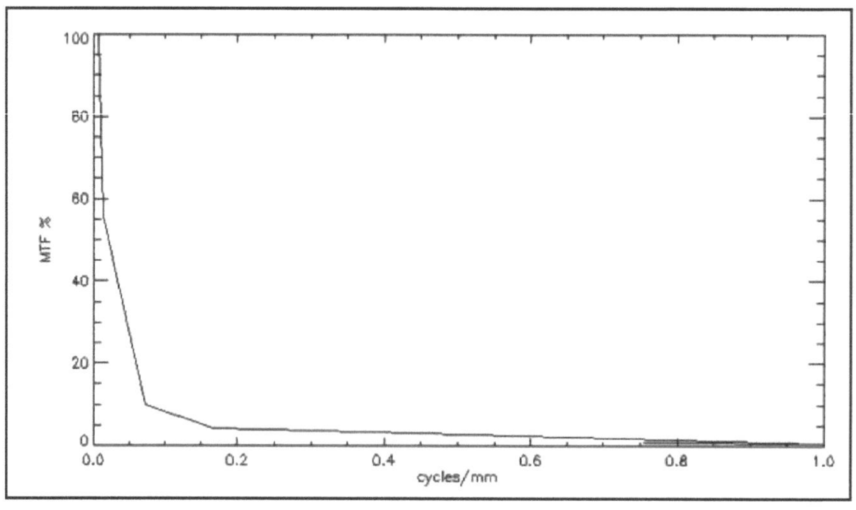

Figura 4-4: mostra o resultado do nosso programa para medir a resolução

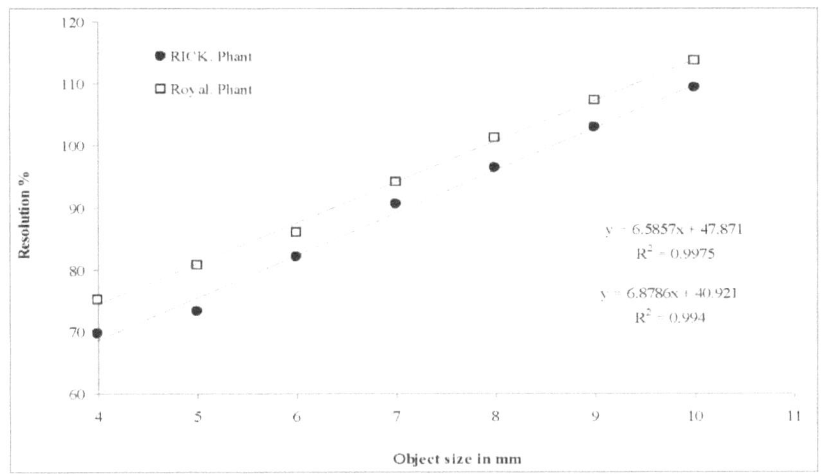

Figura 4-5: mostra a % de resolução em função do tamanho dos objectos para SPECT nos hospitais RICK e Royal Care-Khartoum Sudão utilizando o fantoma desenvolvido.

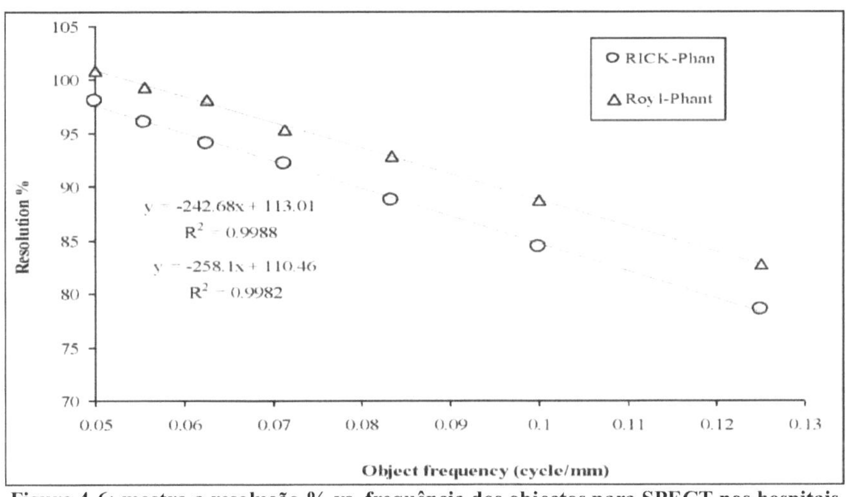

Figura 4-6: mostra a resolução % vs. frequência dos objectos para SPECT nos hospitais RICK e Royal Care-Khartoum Sudão utilizando o fantoma desenvolvido.

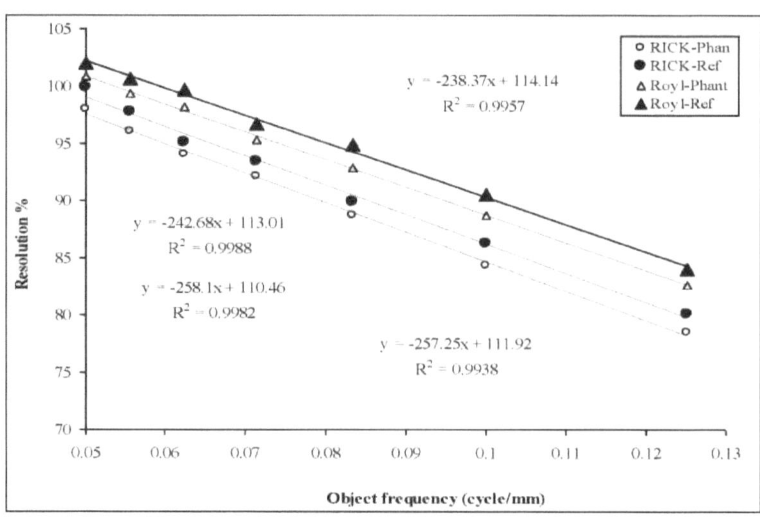

Figura 4-7: mostra a comparação entre a percentagem de resolução medida pelo fantoma e a linha de base QA para os hospitais Royal Care e RICK.

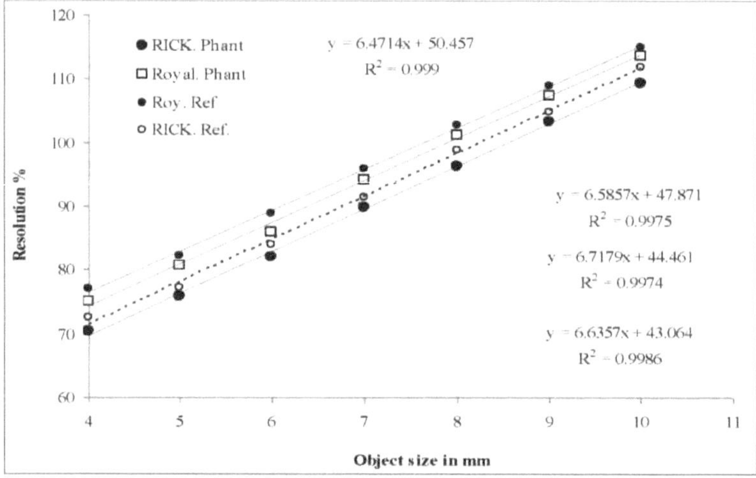

Figura 4-8: mostra a comparação entre a percentagem de resolução medida pelo fantoma e a linha de base de controlo de qualidade para o Royal Care e o RICK.

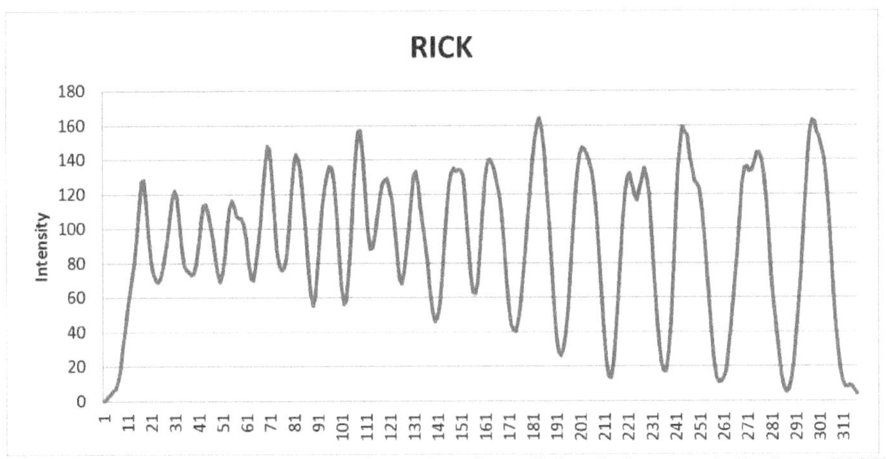

Figura 4-9: mostra a intensidade de todas as linhas do fantoma de fenda em RICK

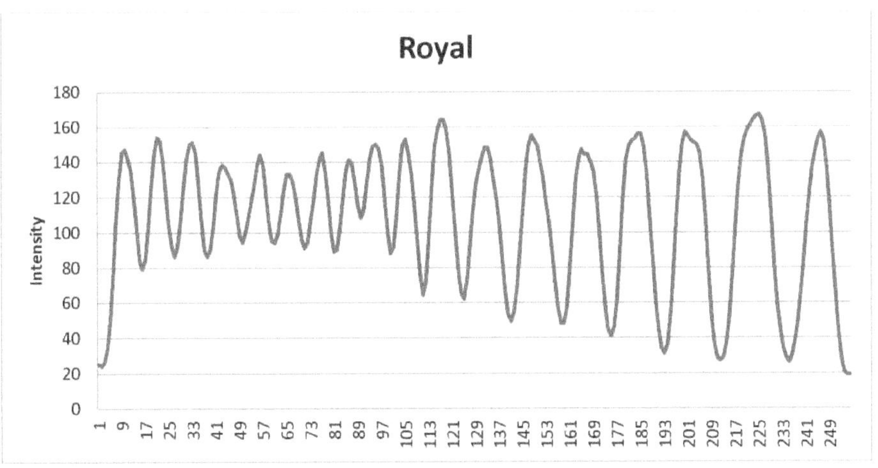

Figura 4-10: mostra a intensidade de todas as linhas do fantoma de fenda no RCIH

4-2 Uniformidade e linearidade:

Os resultados seguintes mostram os dados da Gama Camera SPECT como contagens obtidas pelo fantoma desenvolvido na direção dos eixos X e Y para avaliar a linearidade, bem como a uniformidade do campo de inundação obtida da câmara gama e a analisada utilizando o programa IDL, que foi construído como um programa específico para o fantoma para converter a uniformidade do campo de inundação da câmara gama em imagem de função de dispersão de pontos.

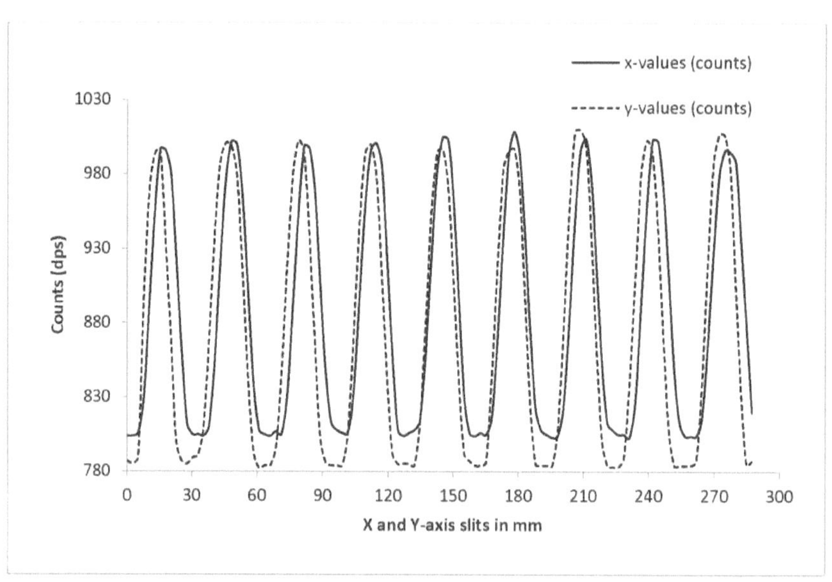

Figura 4-11: mostra as distribuições de contagens na direção dos eixos X e Y através de fendas de chumbo fantasma

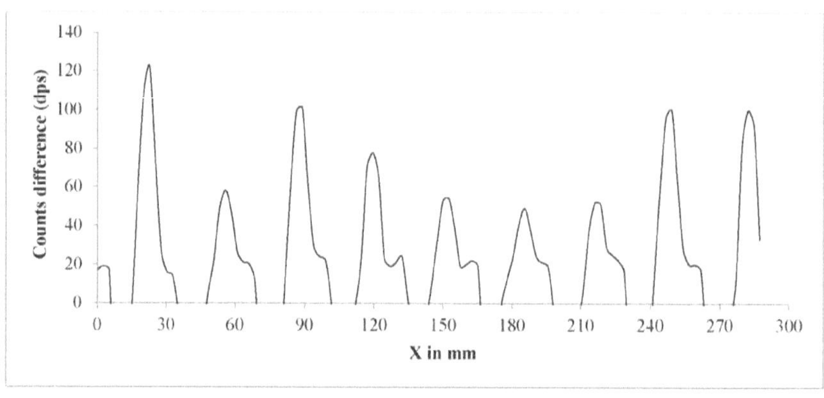

Figura 4-12: mostra a diferença de contagens na direção dos eixos X e Y através das fendas de chumbo fantasma

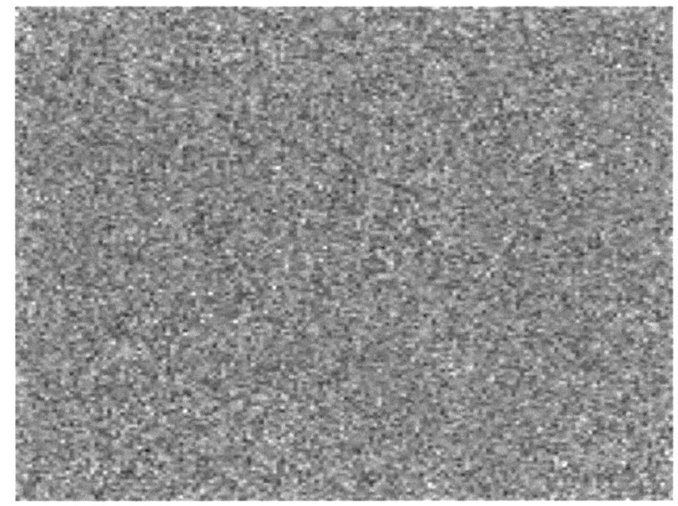

Figura 4-13: mostra a uniformidade da imagem do fantoma de inundação desenvolvido obtido a partir da câmara gama SPECT

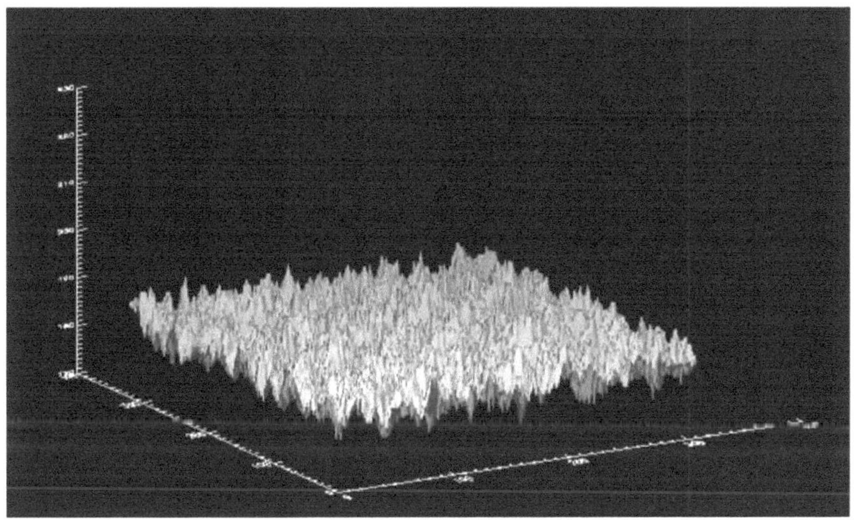

Fig 4-14 A

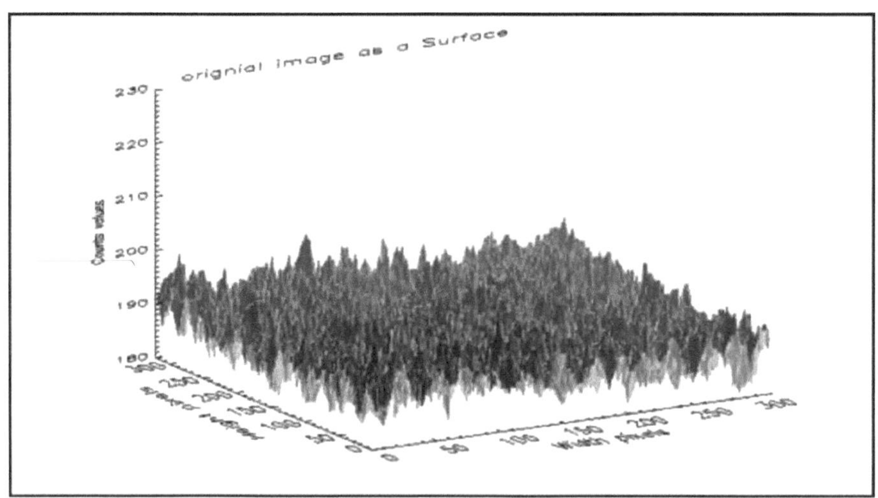

Figura 4-14 A e B: mostra a função de dispersão de pontos da uniformidade do campo de inundação obtida pelo fantoma desenvolvido e analisada pelo programa IDL.

Uniformidade: Foram medidos e avaliados dois parâmetros de uniformidade como integral e diferencial (I.U. & D. U.) utilizando o programa de linguagem de dados interactiva (IDL). O I.U. centrou-se nos números inteiros dos pixéis que contêm a imagem, enquanto o D.U. mediu cada 5x5 linhas e colunas dos pixéis. Foram tiradas várias imagens utilizando o fantoma de baixo custo fabricado localmente, de acordo com a publicação da norma NEMA, para a aquisição e análise da imagem. A Figura 4-13 mostra a uniformidade da imagem do fantoma de inundação desenvolvido, obtida a partir da câmara gama SPECT, que é processada utilizando o programa IDL e mostrada na Figura 4-14 A, B, que é um espetro de função de dispersão de pontos com uma superfície homogénea. A análise revelou que: o I.U. e o D.U. eram de 3,18% e 2,27% para o UFOV, respetivamente. E em comparação com os testes de aceitação padrão I. U. e D. U. para o UFOV que são 2,0 e 1,5% respetivamente, a análise deduziu que: não há diferença significativa; por conseguinte, o fantoma pode ser aplicável para a medição da uniformidade do campo de inundação.

Desenvolvimento do mapa de correção da uniformidade:

Mapa de correção desenvolvido para uniformizar a imagem original, em que cada pixel é dividido pelo valor do pixel correspondente.

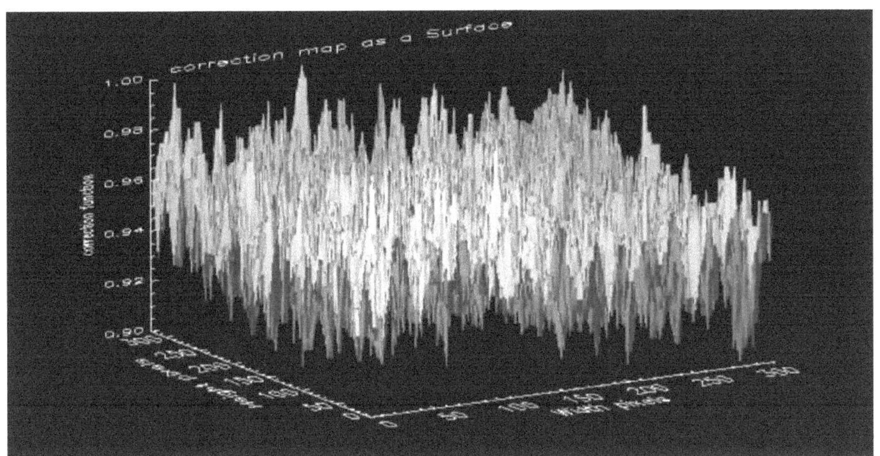

Fig 4-15 A

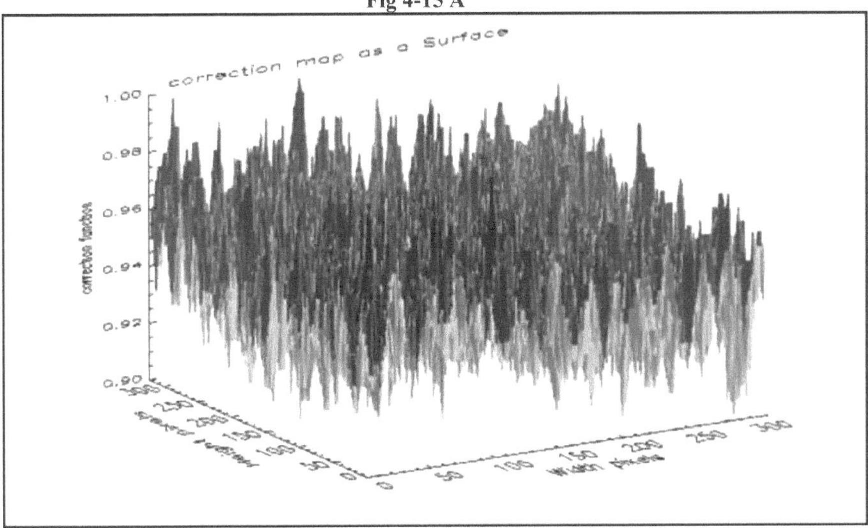

Fig 4-15 B

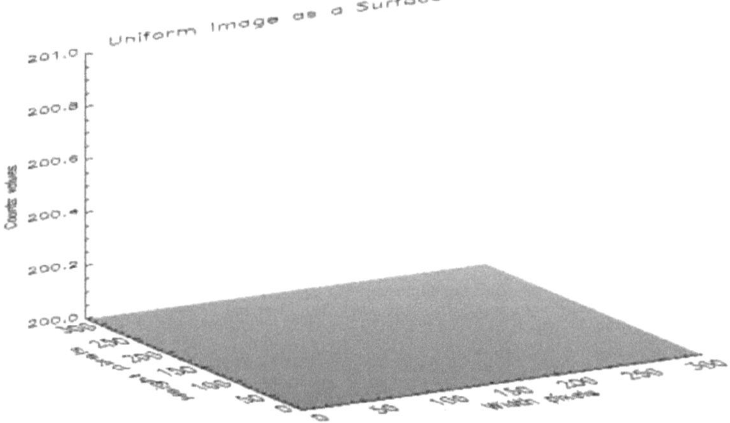

Fig 4-15 A, B e C: imagem da uniformidade após aplicação do mapa de correção

Capítulo 5: Discussão, conclusão e recomendação

5-1 Discussão:

A CQ é atualmente uma prática obrigatória para qualquer serviço de diagnóstico por imagem e pode ser objeto de procedimentos de revisão e auditoria para garantir o nível adequado do serviço. Tais procedimentos seriam também requisitos para qualquer departamento que pretenda atingir um nível de acreditação formal (10). Descrevemos o projeto, a construção e os testes de um fantoma polivalente de baixo custo com um programa como acessório do fantoma para fornecer uma CQ básica do sistema SPECT de forma rápida e avaliar o resultado dos dados da CQ de forma simples e precisa. Fig. 4-3: Representação de uma imagem do nosso fantoma. A frequência da LTF foi calculada de acordo com a fórmula F=1/2 Δ, enquanto (F) é a frequência (Δ) é referida à amplitude da frequência. No MTF com uma resolução de 10% (a resolução de 10% foi recomendada para o equipamento de medicina nuclear) foi calculada utilizando a seguinte fórmula MTF a 10% de resolução = frequência de MTF a 10% / frequência de um objeto.

A partir das imagens da resolução % vs. tamanho dos objectos para SPECT no RICK e no RCH-Khartoum Sudão. A análise revela que: a percentagem de resolução aumenta com o aumento do tamanho dos objectos em ambos os hospitais, ou seja, no RCH e no RICK, mas o RCH e o RICK apresentaram uma resolução média de 94,0% e 89,5%, respetivamente, medida pelo fantoma concebido em relação à resolução padrão medida pelo fantoma NEMA, que foi de 95,5% e 90,8%.5% e 90,8%, enquanto a correlação entre a percentagem de resolução e o tamanho dos objectos em mm pode ser ajustada à seguinte equação y = 6,59x + 47,87 e y = 6,64x + 43,1 para o Royal Care e o RICK, respetivamente, com uma correlação significativa de R2 = 0,98. A resolução do sistema no RCH tem estado dentro do nível de tolerância, ou seja, 3-5% da resolução óptima (100%), no entanto o sistema no RICK apresentou um nível de ação que é > 5% em relação à resolução óptima (100%), tal como foi mencionado pela IAEA e por Ellinor et al. Por conseguinte, o sistema instalado no RICK deve ser submetido a um processo de controlo de qualidade rigoroso para garantir o nível de resolução ótimo ou, pelo menos, o nível de tolerância. A Figura 4-2 mostra a resolução comparativa % vs. frequência dos objectos para SPECT no RICK e no RCH. A análise mostrou que: existe uma relação linear inversa entre a % de resolução e a frequência dos objectos (número de fios/cm), ou seja, à medida que a frequência aumenta, a % de resolução diminui em ambos os hospitais e a % de resolução média foi de 94 % e 90,3 %, respetivamente, medida pelo fantoma concebido e em comparação com a obtida pelo fantoma NEMA, que foi de 95.5% e 91,8%, respetivamente, o fator de desvio médio do phantom concebido em relação à norma foi de -1,5%. Em contraste com a gama de resolução padrão indicada por Ellinor et al, ambos os sistemas instalados no RCH e no RICK se afastaram da gama padrão, mas o sistema do RICK estava ao nível da ação. A correlação entre a % de resolução e a frequência dos objectos pode ser ajustada nas equações: y = -242,68x + 113,01 para o RCH e y = -258,1x + 110,46 para o RICK, em que x se refere à frequência dos objectos e y se refere à % de resolução, sendo esta correlação significativa, uma vez que R2 = 1. A percentagem média de resolução medida pelo fantoma foi de 94% e 90,3%, respetivamente. A Figura 3 mostra a comparação da resolução% versus a frequência de objectos medida pelo fantoma desenvolvido e a linha de base de QA para RCH e RICK. A tendência geral dos dados analisados mostrou que: houve relações inversamente lineares entre a frequência do objeto e a resolução com um ponto significativo em $R^2 = 0,9\%$, ou seja, à medida que a frequência do objeto aumenta, a resolução% diminui. A resolução média medida pelo fantoma desenvolvido foi de 94,0% e 90,3% para RCH e RICK, respetivamente, resultados estes relativos ao fantoma padrão NEMA QA, que foi de 95,5% e 91,8%, respetivamente. Obteve-se a mesma resolução de 94,0% e 89,5% para o RCH e o RICK, respetivamente, dependendo do tamanho do objeto resolvido, como mostra a Figura 4-4, que é comparada com os resultados padrão obtidos pelo fantoma NEMA, que foram 95,8% e 91,5%, para deduzir que: o desvio médio do fantoma concebido em relação ao padrão foi também de 1,9%. Por conseguinte, o fantoma concebido desenvolvido pode ser utilizado com êxito para realizar os testes de CQ para SPECT no Sudão com um fator de desvio médio de -1,3% em relação à resolução óptima medida pelo fantoma NEMA.

Na figura 4: mostra-se o espetro de distribuição das contagens (dps) na direção dos eixos X e Y através de fendas fantasma. Verifica-se uma simetria e uma sobreposição entre os espectros obtidos no eixo X e no eixo Y. A contagem média foi comparada com a obtida pelo fantoma padrão, o que dá uma variação aceitável de 0,7%, indicando que existe uma linearidade aceitável entre o fantoma desenvolvido e o padrão. A diferença de contagens entre as direcções dos eixos X e Y foi representada em função das fendas do fantoma na Figura 4-5, o que, por sua vez, revela que existe uma diferença de cerca de 4% por cada fenda do fantoma em relação ao fantoma padrão, como mostra a Figura 4-5. Além disso, a linearidade absoluta foi medida para o campo de visão central (CFOV) da câmara gama, de acordo com as especificações NEMA, em relação à coordenada de posição real x e y, que mostra as contagens (dps) em relação às fendas do fantoma. O cálculo foi efectuado utilizando a função de dispersão de linhas (LSF) que, por sua vez, é determinada como a média das localizações interpoladas de meios máximos em ambos os lados de cada pico. O valor da linearidade espacial é calculado como o desvio-padrão da localização dos picos em cada fenda e foi de 0,631 mm na direção do eixo X e de 0,636 mm na direção do eixo Y para o campo de visão útil (UFOV), sem desvios significativos entre as direcções do eixo X e do eixo Y. Comparando este resultado com o teste de aceitação da câmara gama e os valores recomendados pelo fabricante, os investigadores verificaram que não existe uma diferença significativa, uma vez que os valores de aceitação da linearidade absoluta para o UFOV são de 0,70 mm, enquanto o fabricante recomenda um valor de 0,28 mm.

Da Fig. 4-5 conclui-se que a resolução da câmara gama aumenta com o aumento do tamanho do objeto (mm). Para a câmara de raios gama RICK, a resolução para o objeto mínimo utilizado (4 mm) é de 40% e aumenta à medida que o tamanho do objeto aumenta, atingindo 1% para objectos de tamanho igual ou superior a 9 mm, com uma % de resolução = 4,797 × tamanho do objeto + 95,19. Em comparação com a câmara de raios gama RCIH, verificamos que a resolução é muito mais elevada para o objeto mais pequeno (4 mm), sendo de 70%, e aumenta à medida que o tamanho do objeto aumenta, atingindo 1% de resolução para objectos de tamanho igual ou superior a 7,8,8 e 10 mm, com uma % de resolução = 11.45 x tamanho do objeto + 5,854. O nosso fantoma e o nosso programa mostraram a capacidade de detetar a alteração da resolução da câmara e concluíram que a % de resolução de uma câmara Gamma instalada no RCIH tem uma resolução superior à do mesmo tipo de câmara instalada no RICK.

Na Fig. 4-6, que representa a percentagem de resolução (eixo Y) em função da frequência do objeto em ciclos/mm (eixo X), verificamos que existe uma proporcionalidade inversa entre a resolução e a frequência do objeto, ou seja, quanto menor for a frequência do objeto, maior será a resolução. O resultado da câmara RICK representa uma resolução de 10% para a frequência do objeto de 0,05 e 0,06, ao passo que o resultado da câmara RICH apresenta uma resolução de 10% para os tamanhos de objeto de 0,05, 0,06 e 0,07. Também na maior frequência de objeto (0,13 ciclos/mm), a câmara RICK fornece uma resolução de 40%, em comparação com 70% de resolução do mesmo objeto para a câmara RCIH. As Fichas 4 e 5 mostram que existe uma proporcionalidade direta entre a resolução da câmara e o tamanho do objeto e uma proporcionalidade inversa entre a resolução e a frequência. Mostram também que quando o tamanho do objeto aumenta, a frequência (ciclo/mm) diminui e vice-versa. As Fig. 6 e 7 representam a intensidade de todas as linhas obtidas a partir do nosso fantoma fabricado. O investigador pode facilmente constatar que a intensidade das linhas da câmara do RCIH tem um pico suave oposto ao das linhas da câmara do RICK, o que indica que a resolução da câmara utilizada no RCIH tem uma boa resolução do que a utilizada no RICK, mesmo com o mesmo tipo e versão de câmara, mas a câmara do RICK foi instalada 4 anos antes da câmara do RCIH.

5-2 Conclusão:

O fantoma desenvolvido, fabricado localmente com materiais de baixo custo, pode ser utilizado com êxito para realizar os ensaios de controlo de qualidade da resolução para SPECT no Sudão, com um fator de desvio médio de -1,5% em relação à resolução óptima medida pelo fantoma NEMA e factores de desvio de 0,07 mm em relação ao fantoma NEMA para a linearidade e um desvio médio de 1,6% e 0,27% em relação ao fantoma NEMA padrão para medir a uniformidade integral e a uniformidade diferencial, respetivamente. Assim, o fantoma desenvolvido pode ser utilizado com uma precisão aceitável no domínio da medicina nuclear para efetuar os testes de controlo de qualidade da câmara gama SPECT, que é considerado um fantoma multifuncional geral, uma vez que pode medir a resolução, a linearidade e a uniformidade do campo de inundação independentemente do tipo ou do fabricante da câmara.

4-5 Recomendação:

- Recomenda-se o desenvolvimento futuro de fantomas de baixo custo fabricados localmente, a fim de cobrir todos os parâmetros Q.C. da câmara gama e SPECT, independentemente dos tipos ou fabricantes de câmaras.

- O parâmetro Q.C. de resolução e linearidade pode ser avaliado utilizando um fantoma de conceção simples que contém uma única linha de radioatividade (recomenda-se um estudo mais aprofundado).

- O investigador recomenda a simulação de um fantoma Jaszczak de controlo de qualidade utilizando o SIMIND Monte Carlo.

- Avaliação dos parâmetros Q.C da câmara gama utilizando o MATLAB e comparação do resultado com o IDL.

- Fabrico de fantomas para avaliação da resolução e linearidade de imagens tomográficas (fantoma de Jaszczak)

- Estudar a eficácia do resultado do fantoma utilizando uma impressora de jato de tinta.

- Estabelecimento de um programa nacional para o controlo da qualidade dos instrumentos de medicina nuclear no Sudão.

Referências:

A Marco. Coca, Leonel. Torres, Gladys, Roberto, Consuelo, e Adlin (2008). Estabelecimento de um Programa Nacional de Controlo de Qualidade de Instrumentos de Medicina Nuclear. J Nucl Med Technol 36:203-206.

baechler S., corminboeuf, linder, malterre, bischof, bochud e Verdun (2008). Viabilidade do procedimento de teste de aceitação da câmara gama introduzido pelo Serviço Federal Suíço de Saúde Pública.

Beekman Freek J e Vree Gerralt A de (2005). Contagem de fotões versus uma câmara gama baseada em CCD integrador: consequências importantes para a resolução espacial. Phys. Med. Biol. 50 , N109-N119.

Burrell Steven, e Anita. (2006). Artifacts and Pitfalls in Myocardial Perfusion Imaging. Journal of Nucl. Med. Technol. Vol. 34, P: 193-211.

Chandra, e Ramesh (2004). Essential nuclear medicine physics. *Nuclear Medicine Physics: The Basics, 6ª edição.*

E John (2011). Uniformidade intrínseca da câmara gama num ambiente de alimentação instável. *Hell J Nucl Med 2011; 14(2).*

E. Porrasa, B. Escata, J.M. Benllocha, D. Kadi-Hanifia, S. L!opezb, N. Pav!ona, J.A. Ruiza, F. S!ancheza, A. Sebasti "a (2002). Mini-câmara gama portátil para aplicações médicas. Nuclear Instruments and Methods in Physics Research A 486 , 186-190.

Ejeh John E., Kayode, Bidemi, Bola. (2011). Uniformidade intrínseca da câmara gama num ambiente de alimentação instável. Hellenic Journal of Nuclear Medicine, vol. 14 (2), P: 1790-5427.

Elkamhawy Abdelhamid A, Joseph. Rothenbach, Srikanth Damaraju, e Badruddin. (2000). Uniformidade Intrínseca e Sensibilidade Relativa Testes de Controlo de Qualidade para Câmaras Gama de Cabeça Única, J. Nucl. Med. Technol. Vol. 28, P: 252-256.

Ellinor Busemann Sokole, Anna Plachcinska, Alan Britten, M. Lyra Georgosopoulou, W. Tindale e R. Klett. (2010). Recomendações de controlo de qualidade de rotina para instrumentos de medicina nuclear. Eur J. Nucl. Med. Mol Imaging, vol. 37, P: 662-671.

Elshemey Wael M., Mohamed, M.H.Khader (2013). Efeitos da radiação dispersa na sensibilidade extrínseca e na eficiência de contagem de uma câmara gama. Radiação Aplicada e Isótopos 77 , 1822.

EM Smith. (1998). Controlo de qualidade da câmara de cintilação, parte 1: estabelecimento do programa de controlo de qualidade. J Nucl Med Technol. Vol. 26, P: 9-13.

Ferreira Fernanda Carla Lima, Souza Divaniziado Nascimento (2010). Phantom hepático para controlo de qualidade e formação em medicina nuclear. Nuclear Instruments and Methods in Physics Research A 652 ,791-793.

Fidler Valentin, Prepadnik Milan e Xie Yanfen (2001). Atualização das câmaras gama para os países em desenvolvimento. Radiol Oncol 35(1); 53-61.

FJ Bone, Graham, e Dowdey. (1971). Aberração de Imagem Produzida por Colimadores Multi-Canal para uma Câmara de Cintilação. Radiologia, Vol. 98, P: 329 - 334.

H. Ng A., K.H.Ng, H. Dharmendra, A. C. Perkins. (2009). Um fantoma de baixo custo para testes de rotina simples de câmaras de tomografia computorizada de emissão de fotões únicos (SPECT). Applied Radiation and Isotopes, vol. 67, P: 1864-1868.

Holstensson Maria, Mike, Susan e Glenn (2010). O efeito da energia e da localização da fonte na resolução espacial intrínseca e extrínseca da câmara gama: um estudo experimental e de Monte Carlo. Phys. Med. Biol. 55 , 1735-1751.

IAEA (*1991*)-TECDOC-602 -página 11- *Controlo de qualidade dos instrumentos de medicina nuclear.*

AIEA. (2009). Quality Assurance for SPECT system (Human Health Series No. 6), Viena, Áustria.

Agência Internacional da Energia Atómica, "Quality control of nuclear medicine instrumentations, IAEA-TECDOC602", 1991.

Agência Internacional da Energia Atómica, "Quality control of nuclear medicine instrumentations, IAEA-TECDOC602", 1991.

Islamian Jalil Pirayesh, Mohammad, Mehdi, Shahrokh, Michael (2012). Simulação de um fantasma Jaszczak de controlo de qualidade com o SIMIND Monte Carlo e adição do fantasma como acessório ao programa. Jornal Iraniano de Física Médica Vol. 9, No. 2, 135-140.

Jalil Islamian Pirayesh, Mohammad Toossi, Mehdi, Shahrokh e Michael (2012). Simulação de um fantasma Jaszczak de controlo de qualidade com o SIMIND Monte Carlo e adição do fantasma como acessório ao programa. Iranian Journal of Medical Physics, Vol. 9, No. 2, P: 135-140.

Jeon Hosang, Kim Hyunduk, Cha Bo Kyung, Kim Jong Yul, Gyuseong Cho, Chung Yong Hyun, Jong Yun (2009). Avaliação do desempenho dos colimadores pinhole de uma pequena câmara gama através da análise MTF e NNPS: Estudo de simulação de Monte Carlo. Nuclear Instruments and Methods in Physics Research A 604 , 93-96.

Jeon Hosang, Cho Gyuseong (2008). A eficiência quântica de deteção (DQE) para avaliar o desempenho de um pequeno sistema de câmara gama com um colimador de matriz uniformemente redundante (URA). Nuclear Instruments and Methods in Physics Research A 591 , 279-281.

Jeong Myung Hwan, Yong, Yong, Tae, Jin, Key, Byung, Yearn, Kyung e Byung (2004). Melhoria do desempenho de uma pequena câmara gama utilizando uma placa de NaI(Tl) e tubos foto-multiplicadores sensíveis à posição. Phys. Med. Biol. 49,4961-4970.

K. O'Connor M., Vermeersch. (1991). Exame crítico dos requisitos de uniformidade para a tomografia computorizada de emissão de fotão único. Med Phys vol. 18, P: 190-197.

KC Young, K Kouris, M Awdeh, HM Abdel-Dayem. (1990). Reprodutibilidade e nível de ação para a uniformidade da câmara gama. Nucl Med Commun, Vol. 11, P: 95-101.

Lees J.E., Bassford, Blake, Blackshaw e Perkins (2011). Uma câmara gama de alta resolução de pequeno campo de visão (SFOV): um gerador de imagens CCD revestido com cintilador colunar para aplicações médicas. 9.ª conferência internacional sobre detectores sensíveis à posição, 12-16 de setembro, ABERYSTWYTH, Reino Unido.

Lees J.E., Bassford , Blackshaw , Perkins (2010) . Conceção e utilização de minifantasmas para câmaras gama planares de alta resolução. Radiação Aplicada e Isótopos 68 ,2448-2451.

Lin, PJP, TU.; Borras, C., et al. (1993). Specification and acceptance testing of computed tomography scanner, American association of physics in medicine; Nova Iorque.

LS Graham, FH Fahey, MT Madsen, Aswegen A, Yester MV. (1995). Quantificação do desempenho SPECT: relatório do grupo de trabalho 4, Comité de Medicina Nuclear. Med Phys Vol. 22, P: 401 - 409.

M Holstensson, C Hindrof, Ljungberg, Partridge, Flux GD. (2007). Otimização da definição da janela de energia para correção da dispersão em imagiologia quantitativa de 111in: Comparação de medições e simulações de Monte Carlo. Cancer Biother. Radiopharm. Vol. 22(1), P: 136142.

Maria Holstensson, Partridge Mike, Buckley Susan E e Flux Glenn D. (2010). The effect of energy and source location on gamma camera intrinsic and extrinsic spatial resolution: an experimental and Monte Carlo study. Phys. Med. Biol. Vol.55, P: 1735-1751.

Minarik D, Gleisner e Ljungberg (2008). Avaliação de^{90}Y SPECT quantitativo com base em estudos experimentais com fantoma. Phys. Med. Biol. 53 5689-5703.

National Electrical Manufacture Association (2007). medições de desempenho de câmaras gama publicação da norma NEMA NU 1 - 2007.

Associação Nacional de Fabricantes Eléctricos (NEMA), (2001). Performance Measurements of Scintillation Cameras; NEMA Standards Publication NU 1-2001, Washington, D.C.-USA: Global Engineering Documents.

Ng A.H. , Ng K.H. , Dharmendra , Perkins (2008) . Um fantoma de baixo custo para testes de rotina simples de câmaras de tomografia computorizada de emissão de fotão único (SPECT). Applied Radiation and Isotopes 67 1864-1868.

O.H Anger (1958) "Scintillation camera", Rev. Sci. Instrum. 29, 27-33.

O'Connor Michael K., Mayo, Rochester, MN (2000). Controlo de Qualidade de Câmaras de Cintilação (Planar e SPECT).

Em nome do Comité de Física da EANM: Sokole Ellinor Busemann & *Plachcinska* Anna & Britten Alan Com a contribuição do Grupo de Trabalho da EANM sobre Controlo da Qualidade dos

Instrumentos de Medicina Nuclear: Georgosopoulou Maria Lyra & Tindale Wendy & Klett Rigobert (2010). Recomendações de controlo de qualidade de rotina para instrumentos de medicina nuclear. Eur J Nucl Med Mol Imaging 37:662-671.

Pat Zanzonico. (2008). Controlo de qualidade de rotina dos instrumentos de medicina nuclear clínica: Uma breve revisão. J. Nucl. Med. Vol. 49(7), P: 1114-1131.

RJ Jaszczak, Coleman, Lim. (1980) SPECT: Tomografia computorizada de emissão de fotão único. IEEE Tran Nucl Sci. ;NS-27:1137-1153.

Rova Andrew, Anna, e Hamarneh (2007). Desenvolvimento de software baseado em NEMA para controlo de qualidade de câmaras gama. Journal of Digital Imaging, Vol 21, No 2: pp 243-255.

S.T. Koike, Uno, Uchid, Sekimoto. Murakami, Shoji, Nagashima, Yamamoto e Nakano (2011). Uma nova câmara gama com um multiplicador de electrões de gás. 2ª Conferência Internacional sobre Detectores Gasosos de Micro Padrões, 29 de agosto - 1 de setembro de 2011, KOBE, JAPÃO.

SB Doed. (1994). Practical radiation protection and applied radiobiology. W.B. Saunders Co: Philadelphia.

Seo Youngho , Carina , e Bruce . (2008).Desenvolvimento tecnológico e avanços em SPECT/CT. Semin Nucl Med. Vol. 38(3), P: 177-198.

Seret Alain (2010). Testes de desempenho NEMA NU1-2001 de quatro câmaras Philips Brightview. Instrumentos nucleares e métodos de investigação em física A 648 S89-S92.

SR Cherry, Sorenson e Phelps . Physics in Nuclear Medicine (Física em Medicina Nuclear). Philadelphia: Saunders; 2003.

Staden J A van, Raan, I . "otter, Aswegen e Herbst (2007). Produção de fantomas radioactivos de garantia de qualidade utilizando uma impressora a jato de tinta normal. Phys. Med. Biol. 52 N329-N337.

Starck Sven-A° ke, Magnus, e Sten (2005). A utilização da eficiência quântica de deteção (DQE) na avaliação do desempenho dos sistemas de câmaras gama. Phys. Med. Biol. 50 1601-1609.

Ueno Kazuki, Kaori, Chihiro, Satoru, Shigeto, Hidetoshi, Shunsuke, Kentaro, Tsutomu, Hironobu,

Reiko, Atsushi e Toru (2008). Desempenho da câmara de raios gama baseada na matriz de cintiladores GSO(Ce) e PSPMT com o sistema de leitura ASIC. Nuclear Instruments and Methods in Physics Research A 591 268-271.

Van Holen Roel, Stefaan, Staelens e Lemahieu (2008). Comparação da qualidade da imagem plana da colimação de lâminas rotativas e orifícios paralelos: influência da modelação do sistema. Phys. Med. Biol. 53 1989-2002.

Van Staden JA, H Dv, MG, A Van e CP. (2007). Produção de fantomas radioactivos de garantia de qualidade utilizando uma impressora a jato de tinta padrão. Phys Med. Biol. Vol. 52, N 329 - N 337.

Vickery A, J0rgensen e Nijs (2011). Software de controlo de qualidade independente e baseado na norma NEMA NU-1 2007 para câmaras gama e SPECT. Jornal de Física: Conference Series 317 012023 . doi:10.1088/1742-6596/317/1/012023.

Yamamoto Seiichi, MasaoImaizumi, Eku, Jun (2010). Desenvolvimento de um sistema de câmara gama compacto e de alta resolução espacial utilizando $LaBr_3$(Ce). Nuclear Instruments and Methods in Physics Research A 622 261-269.

Zanzonico Pat (2009). Controlo de Qualidade de Rotina de Instrumentação de Medicina Nuclear Clínica. *J Nucl Med.* julho; 49(7): 1114-1131. doi: 10.2967 /jnumed. 107.050203.

Zeinali Hossein Zamani, Nejad Mehdi Ghiassi- e Mirzaii Aliakbar (2007). Conceção de um Fantasma de Controlo de Qualidade Adaptativo para Otimizar os Métodos de Teste de CQ. *The Open Medical Imaging Journal, 1,* 1-6.

Conteúdo

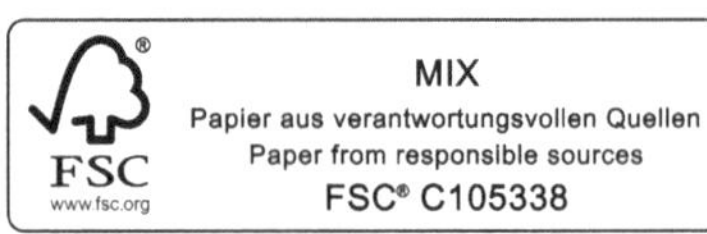

Printed by Books on Demand GmbH, Norderstedt / Germany